ステップアップ
臨地・校外実習

長谷川輝美・永井　徹
編著

植松節子・大津(松﨑)美紀・岡田文江・串田　修
竹内真理・細山田洋子・宮原公子
共著

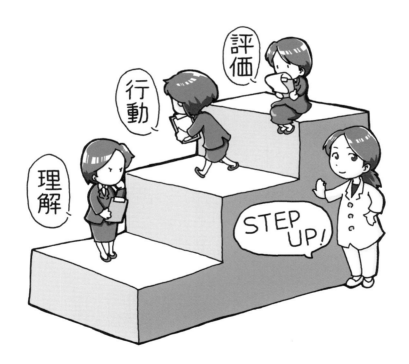

建帛社
KENPAKUSHA

はじめに

　管理栄養士・栄養士は，保健・医療・福祉・教育等，幅広い分野において活躍が期待されており，多様で高度な専門性が求められている。

　そのため，管理栄養士・栄養士の専門職教育においては，学生が専門的知識や技術のみならず，専門職として相応しい態度や行動，そして職業倫理観等も身につける必要があり，実践活動の場において，専門職としていきいきと働いている管理栄養士・栄養士の先輩方から，さまざまなことを修得することができる「臨地・校外実習」は，非常に重要な専門職育成プログラムに位置づけられている。

　今回，より教育効果の高い臨地・校外実習となるよう，日本栄養士会と全国栄養士養成施設協会による臨地・校外実習の手引書が改訂されたのを機に，管理栄養士・栄養士養成課程に学ぶ学生向けの実習書を作成した。

　本書は，第1部の総論では，実習の心構えの他，導入教育の項を設けて段階的な実習についても触れ，第2部の各論は，学生の十分な学びを期待して構成した。①実習施設別に実習の概論を述べ，実習に向けた予備知識を記載して，学生が実習の目的・目標，必要とされる知識・技術をイメージしやすくしたこと，②学生が十分な時間をかけて準備ができるようにしたこと，③実習中においても本書を確認することで理論と実践を関連づけて理解できるように，各施設別・実習科目別に事前学習の詳細や実習中の学び方・着目点を示したこと，④学生が苦手とする実習課題のテーマ設定や進め方，実習ノートの具体例についても提示したこと，⑤実習評価ではルーブリックの例を示し，学生があらかじめ到達目標や評価の観点を意識して実習に臨めるようにしたこと，⑥実習後の学び方についても記載し，目指す管理栄養士・栄養士像に向けてステップアップできるように順序立てたこと，である。

　執筆は，実習指導にあたられている各分野の先生方に，実習準備の段階から実習後の学び方までを学生目線でご記述いただいた。

　本書が，学生の学び多い臨地・校外実習の，ひいては21世紀を担う高度な専門職の養成の一助となれば幸甚である。

　最後に，お忙しい中，執筆いただいた先生方に心より感謝申し上げる。また，出版にあたりご尽力いただいた建帛社編集部の方々に深謝する。

2016年4月

編著者　長谷川輝美
　　　　永井　徹

目　次

第1部　総　論

Ⅰ　基本的事項 …………………………………………… 2
1．臨地・校外実習の基本的な考え方 …………………… 2
2．臨地実習の最終目標 …………………………………… 2
3．校外実習の最終目標 …………………………………… 3
4．給食経営管理論（臨地実習）と給食の運営（校外実習）の違い …… 3
5．管理栄養士・栄養士としての職業倫理 ……………… 3
6．管理栄養士・栄養士の使命 …………………………… 4

Ⅱ　臨地・校外実習オリエンテーション ……………… 5
1．臨地・校外実習の意義と目的 ………………………… 5
　（1）臨地・校外実習の意義 ……………………………… 5
　（2）臨地・校外実習の目的 ……………………………… 5
2．臨地・校外実習の事前指導 …………………………… 6
　（1）事前学習の重要性 …………………………………… 6
　（2）基礎知識の習得 ……………………………………… 7
　（3）実習目標の理解 ……………………………………… 7
　（4）専門職としての自覚と職業倫理 …………………… 7
　（5）実習にあたっての心構え …………………………… 8
　　　1）態　度 ……………………………………………… 8
　　　2）規則・指示に従う ………………………………… 8
　　　3）守秘義務 …………………………………………… 8
　　　4）マナー ……………………………………………… 8
　　　5）身支度，持ち物 …………………………………… 9
　　　6）提出物 ……………………………………………… 10
　（6）事前の準備 …………………………………………… 11
　　　1）事前指導への出席 ………………………………… 11
　　　2）連絡体制 …………………………………………… 11
　　　3）実習の班割 ………………………………………… 11
　　　4）実習課題の設定 …………………………………… 11
　　　5）実習施設への事前訪問・提出物 ………………… 11
　　　6）実習直前までの準備 ……………………………… 12

（7）実習開始時と実習中の注意 …………………………………… 13
　　　　　1）服装・身だしなみ ………………………………………… 13
　　　　　2）出勤・退勤時間 …………………………………………… 14
　　　　　3）マナー（言葉遣いや礼儀，接遇） ……………………… 14
　　　　　4）守秘義務 …………………………………………………… 14
　　　　　5）実習ノート ………………………………………………… 14
　　　　　6）課題・レポート …………………………………………… 15
　　　　　7）体調管理 …………………………………………………… 15
　　　　　8）飲　　食 …………………………………………………… 15
　　　　　9）整理整頓 …………………………………………………… 15
　　　（8）調理作業における注意 ……………………………………… 15
　　　　　1）衛生管理 …………………………………………………… 15
　　　　　2）作業への集中 ……………………………………………… 16
　　　　　3）不明な事項の確認 ………………………………………… 17
　　　　　4）けがや事故の防止 ………………………………………… 17
　　　（9）喫食者や患者への訪問時の注意点 ………………………… 17
　　　（10）休憩時間の過ごし方 ………………………………………… 17
　　　（11）実習最終日 …………………………………………………… 17
　　　　　1）ま と め …………………………………………………… 17
　　　　　2）実習の取り組みに対する自己評価 ……………………… 18
　　　　　3）清　　掃 …………………………………………………… 18
　　　　　4）挨　　拶 …………………………………………………… 18
　　　（12）自然災害時の対応 …………………………………………… 18
　　　（13）実習終了後 …………………………………………………… 18
　　　　　1）書類の提出 ………………………………………………… 18
　　　　　2）お 礼 状 …………………………………………………… 18
　　　　　3）実習のまとめ ……………………………………………… 20
　3．臨地・校外実習の事後学習 …………………………………………… 20
　　　（1）実習施設へのお礼状の作成 ………………………………… 20
　　　（2）実習時の報告 ………………………………………………… 20
　　　（3）実習報告書（レポート） …………………………………… 20
　　　（4）実習報告会 …………………………………………………… 21
　　　（5）今後の学習 …………………………………………………… 21

Ⅲ　導入教育 …………………………………………… 22

　1．導入教育の意義 ………………………………………………………… 22
　2．基礎臨地実習の学習目標および行動目標 …………………………… 22
　3．基礎臨地実習の実際 …………………………………………………… 23

4．今後に向けて ……………………………………………… 27
　（1）ステップ1：自分の課題を理解する ……………………… 27
　（2）ステップ2：自ら考えて取り組む ………………………… 27
　（3）ステップ3：継続的な課題解決 …………………………… 27

第2部　各　　論

Ⅰ　科目別臨地実習および校外実習の考え方 ……………30

1．科目別臨地実習および校外実習の考え方 ……………………… 30
　（1）臨床栄養学 …………………………………………………… 31
　（2）公衆栄養学 …………………………………………………… 32
　（3）給食経営管理論 ……………………………………………… 33
　（4）給食の運営 …………………………………………………… 34

Ⅱ　実習施設別　臨地実習および校外実習 ………………35

1．病院・介護老人保健施設 ………………………………………… 35
　（1）概論・実習の考え方 ………………………………………… 35
　（2）実習の目的・目標 …………………………………………… 36
　　　1）臨地実習「臨床栄養学」として実習する場合 ………… 36
　　　2）臨地実習「給食経営管理論」として実習する場合 …… 37
　　　3）校外実習「給食の運営」として実習する場合 ………… 37
　（3）実習の内容 …………………………………………………… 38
　　　1）臨地実習「臨床栄養学」として実習する場合 ………… 38
　　　2）臨地実習「給食経営管理論」として実習する場合 …… 40
　　　3）校外実習「給食の運営」として実習する場合 ………… 40
　（4）事前学習 ……………………………………………………… 44
　　　1）実習施設の理解 ………………………………………… 44
　　　2）医療人としての心構え ………………………………… 44
　　　3）実習科目別の事前学習 ………………………………… 44
　（5）実習のポイント・研究課題 ………………………………… 45
　　　1）実習のポイント ………………………………………… 45
　　　2）実習科目別のポイント ………………………………… 46
　　　3）研究課題 ………………………………………………… 47
　（6）実習ノートの記載 …………………………………………… 49
　（7）実習の評価 …………………………………………………… 51

（8）実習の自己評価・学びの確認 ………………………………………… 51
　　（9）今後に向けて ……………………………………………………………… 51

2．社会福祉施設（高齢者福祉施設） ………………………………… 57
　　（1）概論・実習の考え方 ……………………………………………………… 57
　　（2）実習の目的・目標 ………………………………………………………… 57
　　　　1）臨地実習「臨床栄養学」として実習する場合 ……………………… 57
　　　　2）臨地実習「給食経営管理論」として実習する場合 ………………… 58
　　　　3）校外実習「給食の運営」として実習する場合 ……………………… 58
　　（3）実習の内容 ………………………………………………………………… 59
　　　　1）臨地実習「臨床栄養学」として実習する場合 ……………………… 59
　　　　2）臨地実習「給食経営管理論」として実習する場合 ………………… 59
　　　　3）校外実習「給食の運営」として実習する場合 ……………………… 59
　　（4）事前学習 …………………………………………………………………… 59
　　（5）実習のポイント・研究課題 ……………………………………………… 61
　　　　1）実習のポイント ………………………………………………………… 61
　　　　2）研究課題 ………………………………………………………………… 62
　　（6）実習ノートの記載 ………………………………………………………… 64
　　（7）実習の評価 ………………………………………………………………… 65
　　（8）実習の自己評価・学びの確認 …………………………………………… 65
　　（9）今後に向けて ……………………………………………………………… 65
　　　　1）実習終了後，実習内容を整理する …………………………………… 65
　　　　2）実習の振り返りを行う ………………………………………………… 68
　　資料Ⅱ-2-1　介護保険施設等入所者の口腔・栄養管理の様式例 ……… 69
　　資料Ⅱ-2-2　認知症高齢者の食事中の徴候・症状アセスメント項目 … 72

3．保健所・保健センター ………………………………………………… 73
　　（1）概論・実習の考え方 ……………………………………………………… 73
　　（2）実習の目的・目標 ………………………………………………………… 73
　　（3）実習の内容 ………………………………………………………………… 74
　　　　1）保健所 …………………………………………………………………… 75
　　　　2）市町村保健センター等 ………………………………………………… 77
　　（4）事前学習 …………………………………………………………………… 79
　　（5）実習のポイント・研究課題 ……………………………………………… 81
　　　　1）実習のポイント ………………………………………………………… 81
　　　　2）研究課題 ………………………………………………………………… 81
　　（6）実習ノートの記載 ………………………………………………………… 86
　　　　1）本日の目標 ……………………………………………………………… 86
　　　　2）気づいたこと，理解を深めたこと，今後の課題 …………………… 86
　　（7）実習の評価 ………………………………………………………………… 86
　　（8）実習の自己評価・学びの確認 …………………………………………… 86

（9）今後に向けて··· 90
　　資料Ⅱ-3-1　行政栄養士の業務区分別の基本指針··························· 91
　　資料Ⅱ-3-2　保健所・保健センターの組織と主な業務·················· 92
　　資料Ⅱ-3-3　市町村（保健センター）の具体的な業務・活動例··········· 95
4．**事業所給食施設**·· **96**
　　（1）概論・実習の考え方··· 96
　　　　1）給食の種類·· 96
　　　　2）メニュー·· 96
　　　　3）運　　営·· 96
　　（2）実習の目的・目標··· 97
　　（3）実習の内容··· 97
　　　　1）臨地実習「給食経営管理論」として実習する場合················ 97
　　　　2）校外実習「給食の運営」として実習する場合······················ 98
　　（4）事 前 学 習··· 98
　　　　1）実習施設の理解·· 100
　　　　2）社会人としての心得·· 100
　　　　3）課題についてのコミュニケーションのとり方···················· 100
　　　　4）実習科目別の事前学習·· 100
　　（5）実習のポイント・研究課題·· 101
　　　　1）実習のポイント·· 101
　　　　2）研究課題·· 102
　　（6）実習ノートの記載·· 103
　　（7）実習の評価··· 104
　　（8）実習の自己評価・学びの確認·· 104
　　　　1）課題（気づき）・問題解決·· 104
　　　　2）個人別実習テーマの自己評価例·· 107
　　（9）今後に向けて··· 107
　　資料Ⅱ-4-1　マーケティングの原理や応用·································· 109
5．**学校給食施設**·· **112**
　　（1）概論・実習の考え方·· 112
　　（2）実習の目的・目標·· 112
　　（3）実習の内容··· 113
　　　　1）実習の内容·· 113
　　　　2）実習の日程·· 114
　　（4）事 前 学 習··· 115
　　　　1）事前学習の内容·· 115
　　　　2）栄養教諭と学校栄養職員の職務·· 116
　　（5）実習のポイント・研究課題·· 118
　　　　1）実習のポイント·· 118

　　　　2）研究課題 ………………………………………………… 119
（6）実習ノートの記載 ……………………………………………… 120
（7）実習の評価 ……………………………………………………… 120
（8）実習の自己評価・学びの確認 ………………………………… 120
　　　　1）自己評価 …………………………………………………… 120
　　　　2）実習終了後のまとめ ……………………………………… 120
　　　　3）実習反省会・報告会 ……………………………………… 120
（9）今後に向けて …………………………………………………… 124
資料Ⅱ-5-1　学校給食法（抄） ………………………………………… 126
資料Ⅱ-5-2　学校給食法施行規則（抄） ……………………………… 128
資料Ⅱ-5-3　学校給食実施基準 ………………………………………… 128
資料Ⅱ-5-4　児童または生徒1人1回当たりの学校給食摂取基準 … 129

索　　引 …………………………………………………………………… 130

第1部 総論

I 基本的事項

1. 臨地・校外実習の基本的な考え方

臨地・校外実習の考え方は，下記の通りである。
a．管理栄養士が果たすべき多様な専門領域に関する基本となる能力を養う。
b．管理栄養士に必要とされる知識，技能，態度および考え方の総合力を養う。
c．チーム医療の重要性を理解し，他職種や患者とのコミュニケーションを円滑に進める能力を養う。
d．公衆衛生を理解し，保健・医療・福祉・介護システムの中で，栄養・給食関連サービスのマネジメントを行うことができる能力を養う。
e．健康の保持増進，疾病の一次，二次，三次予防のための栄養食事指導を行う能力を養う。

2. 臨地実習の最終目標

21世紀を担う高度な管理栄養士を養成することが目標である。臨地実習では，実践活動の場での課題発見，解決を通して，栄養評価・判定に基づく適切なマネジメントを行うために必要とされる専門的知識および技術の統合を図る。

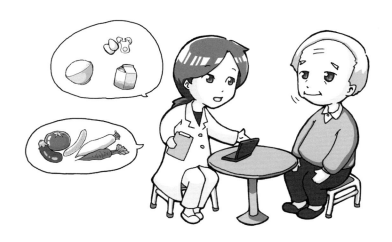

3．校外実習の最終目標

校外実習では，給食業務を行うために必要な食事の計画や調理を含めた給食サービス提供に関する技術を修得する。

4．給食経営管理論(臨地実習)と給食の運営(校外実習)の違い

「給食経営管理論」(臨地実習)は，経営資源を活用して給食運営を総合的にマネジメントできるよう視野を広げると同時に，特定の業務を深く探求する実習である。

一方，「給食の運営」(校外実習)は，給食の運営に必要な給食費，献立作成，食材発注，検収，食数管理，調理作業，配膳，提供サービス等の基本的な業務に関する実習である。

両科目の実習内容および目標が異なることを認識して実習に臨むことが必要となる。

5．管理栄養士・栄養士としての職業倫理

管理栄養士・栄養士として，下記の職業倫理を身につける。

---
① 管理栄養士の職業倫理を理解し，自覚し，その説明ができる。
② 食を介した健康の維持・増進，疾病の予防・治療，QOLの向上，食育等，管理栄養士としての基本的な責務を説明できる。
③ 関連分野の知識・技術の習得，研究心の向上，教養と品性の陶冶等に努めることができる。
④ 対象者に対するインフォームドコンセントを説明できる。
⑤ 科学的根拠に基づいた支援・指導，守秘義務，人格尊重に基づいた対応，信頼関係醸成への努力等，対象者に対する責務を説明できる。
⑥ チーム医療・ケアに携わる関連専門職の一員として，相互理解を高める努力の必要性について説明できる。
⑦ 社会に対する情報の発信，社会活動や公衆衛生活動への積極的な対応等の社会的責務を自覚し，説明できる。

(特定非営利活動法人日本栄養改善学会：管理栄養士養成課程におけるモデルコアカリキュラム2015，p.5，2015)

6. 管理栄養士・栄養士の使命

　管理栄養士・栄養士は,「すべての人びとの『自己実現をめざし,健やかにより よく生きる』とのニーズに応え,保健,医療,福祉及び教育等の分野におい て,専門職として,この職業の尊厳と責任を自覚し,科学的根拠に裏づけられ, かつ高度な技術をもって行う『栄養の指導』を実践し,もって,公衆衛生の向上 に寄与することを使命としている」[1]。

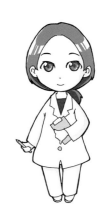

StepUp　栄養の指導

　「栄養の指導」は,健康の維持・増進,疾病の予防・治療・重症化予 防および介護予防・虚弱支援を実践するための基本となるものであ り,個人および集団を対象とし,栄養の評価・診断・計画に基づい た栄養食事療法・情報提供・食環境整備・食育活動等により,生涯 を通してその人らしく生を全うできるように支援することである。

引用文献

1) 公益社団法人日本栄養士会:管理栄養士・栄養士倫理綱領注釈,2014.6.23改訂
　 https://www.dietitian.or.jp/career/guidelines/

参考文献

・伊達ちぐさ,福留裕子,岡純編著:導入教育―信頼される専門職となるために,医歯薬 出版,2011
・公益社団法人日本栄養士会,一般社団法人全国栄養士養成施設協会:臨地実習及び校外 実習の実際(2014年版),2014
・厚生労働省:https://www.mhlw.go.jp/index.html.
・特定非営利活動法人日本栄養改善学会:管理栄養士養成課程におけるモデルコアカリキ ュラム2015,2015

II 臨地・校外実習オリエンテーション

1．臨地・校外実習の意義と目的

（1）臨地・校外実習の意義

　臨地・校外実習は，専門職としての基本的なスキルと身につけるべき態度・行動・考え方および職業倫理観を修得するという，管理栄養士・栄養士としての実践能力を身につけるための実習であり，専門職教育の上で重要な意義がある。

　栄養評価・判定に基づいた適切な栄養管理を行うには，理論だけではなく専門的知識および技術の統合が不可欠である。

　臨地・校外実習では，管理栄養士・栄養士の実務の場に臨むことで，新たな発見や今まであまり気に留めていなかったことに意識を向けるきっかけともなる。

　また，実践活動の場において，今までで学んださまざまな知識や技術を関連づけて考えたり，実際に用いたりすることで理解が深まるとともに，課題の発見や問題解決に取り組む中で，管理栄養士・栄養士に必要な技能を身につけることができる。

　さらに管理栄養士・栄養士の業務は，従来の献立・食品・栄養成分といった"モノ中心"の業務から，実際に生活し，人間の自立した食生活や健康を維持するための栄養管理を支援するという"ヒトを中心"とした業務へと転換が図られてきている。そのため多様な価値観や感情等をもつ人を対象とした専門職としての態度，行動，考え方，さらに職業倫理観が必要となり，現場での実習はそれらを身につけるために重要な役割を果たす。

（2）臨地・校外実習の目的

> 　管理栄養士課程の学生の臨地実習は，実践活動の場での課題発見，解決を通して，栄養評価・判定に基づく適切なマネジメントを行うために必要とされる専門的知識及び技術の統合を図り，管理栄養士として具備すべき知識及び技能を修得させることを目的とする。
> 　栄養士課程の学生の校外実習は，給食業務を行うために必要な給食サービス提供に関し，栄養士として具備すべき知識及び技能を修得させることを目的とする。

（文部科学省，厚生労働省：「臨地実習及び校外実習」の実施要領（通知），2002）

臨地実習および校外実習における学習目標／行動目標には，大きく「課題発見（気づき），問題解決」と「専門的知識と技術の統合」の2項目が設定されている。「課題発見（気づき），問題解決」とは，学内の授業では漠然とした知識でしかなかったものが，実習をする中で問題として意識し気づくこと，現場の実務を体験することで発見した問題を解決するためになすべき課題に気づくこと・取り組むことであり，「専門的知識と技術の統合」は，学内で学んだ知識および技術が実際の業務において活用されている場面を注意深く観察することや，それらを実践の場面で自分が使ってみることである。

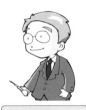
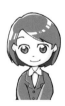

図1 「課題発見（気づき），問題解決」の例

2．臨地・校外実習の事前指導

(1) 事前学習の重要性

臨地・校外実習は，「これまで学内で学んだ知識および技術を，栄養管理を実際に行う場面で使い（すなわち実践して），理論と実践を結びつけて理解すること」をねらいとしている。したがって，実習までに関連科目の履修を終えることや，

実習の目的や目標をきちんと理解していることが必要であり，先輩の実習報告会への参加や実習施設の管理栄養士による特別講義も含め，学内での事前学習は重要となる。実習に対する心構えや，さまざまな授業で学んだ基礎知識の整理，実習施設の概要の理解，さらには研究課題の検討等を行った上で実習に臨まなければならない。

(2) 基礎知識の習得

学内で既に学んだ基礎知識がしっかりと理解・習得されていなければ，知識および技術の統合や，理論と実践を結びつけて理解することは不可能であり，実習の成果は上がらない。十分な時間をかけて必要事項を復習しておく必要がある。その際は，単なる単語の暗記，用語の理解だけではなく，根拠や目的，方法，その他影響を及ぼす事柄等幅広く関連づけて復習し，実習でわからないことがないようにしておく。

(3) 実習目標の理解

臨地・校外実習の各科目の最終目標や学習目標／行動目標等を理解することで，実習の目的や研究課題の設定ができるとともに，必要となる実習の準備に取り組むことできる。各科目の考え方を第2部Ⅰ（p.30〜34）に示す。

(4) 専門職としての自覚と職業倫理

臨地・校外実習には，人を対象とした専門職に必要な態度や行動，考え方および職業倫理観を身につけるという重要な役割がある。まずは，管理栄養士・栄養士の職務や使命，職業倫理について学内で学び，理解をしておく。また，実習生といえども，施設においては現場の管理栄養士・栄養士と同じつもりで臨まなければならない。態度や行動については日頃から考え準備をしておく。

---

1. 管理栄養士・栄養士は，保健，医療，福祉及び教育等の分野において，専門職として，この職業の尊厳と責任を自覚し，科学的根拠に裏づけられかつ高度な技術をもって行う「栄養の指導」を実践し，公衆衛生の向上に尽くす。
2. 管理栄養士・栄養士は，人びとの人権・人格を尊重し，良心と愛情をもって接するとともに，「栄養の指導」についてよく説明し，信頼を得るように努める。また，互いに尊敬し，同僚及び他の関係者とともに協働してすべての人びとのニーズに応える。
3. 管理栄養士・栄養士は，その免許によって「栄養の指導」を実践する権限を与えられた者であり，法規範の遵守及び法秩序の形成に努め，常に自らを律し，職能の発揮に努める。また，生涯にわたり高い知識と技術の水準を維持・向上するよう積極的に研鑽し，人格を高める。

(公益社団法人日本栄養士会：管理栄養士・栄養士倫理綱領　第4版，2014)

(5) 実習にあたっての心構え

臨地・校外実習は，実際に業務に携わっている管理栄養士や栄養士の姿勢から，授業だけでは学びきれなかった実践活動の場で必要とされる知識・技能・態度・考え方等を修得することを目的に行う。学内の授業や実習だけでは学ぶことのできない貴重な学びの場であることを，学生がしっかりと意識していなければ実習の成果を上げることはできない。

1）態　　度

実習施設では，管理栄養士等の職員が多忙な日常業務の合間を縫って実習生の指導にあたっているので，常に感謝の気持ちを忘れない。臨地・校外実習は学外の学習の場であることを認識し，私語・雑談・居眠りをしないで，自発的・積極的に取り組む。批判的なとらえ方をしないで謙虚な姿勢で実習に臨む。実際の職場のつもりで真剣に業務に取り組むことも大切である。実習内容や業務に対して拒んだり，やる気のない態度で臨まない。始業前や休憩中であっても気を抜かず，発言や行動には十分配慮をする。

2）規則・指示に従う

実習施設の規則や指導者の指示を守る。また，施設の許可された場所以外には立ち入らない。指導者の指示はメモをとる等して内容を正確に把握する。不明なことがある場合には，そのままにしないで質問をしてはっきりとさせてから行動に移す。実習生の些細な不注意が施設に多大な迷惑をかける場合もある。

3）守秘義務

実習中に知り得た個人情報は決して漏らさないという守秘義務が課せられている。SNSの利用により個人情報や施設の情報が漏出することがあるので，プライバシーにかかわる情報の取り扱いには細心の注意を払う。実習中に配布された資料であっても，むやみにバッグに入れて持ち帰らない。個人情報や施設の情報は実習の行き帰りや帰宅後であっても話題にしない。実習終了後も同じ扱いである（コラム：守秘義務　参照）。

4）マ ナ ー

社会人としてのマナーは，学生である実習生に対しても求められる。マナーは短時間で身につくことではない。日頃から意識をして行動することが大切となる。

❶　挨拶・返事・接遇

挨拶・返事は人間関係の基本である。「おはようございます」「ありがとうございます」「お先に失礼します」の毎日の挨拶のほか，「はい，わかりました」「お忙しいところ申し訳ありません」「今，少しお時間よろしいでしょうか」等，意志や所在を伝える・相手の都合をうかがう言葉を含め，はっきりと相手に伝わるようにする。挨拶は，「笑顔で元気よく」「周囲に配慮して声量を抑えて」「声に

STEP UP　守秘義務

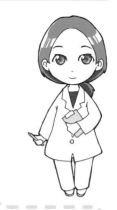

　個人情報には，氏名やID番号，住所，メールアドレス，電話番号，顔写真，肩書きのほか，複数の項目の組み合わせにより特定個人を識別できる情報が含まれる。

　学生の会話や書類の保管不備等が原因で漏洩した情報が，実習施設の社会的評価や信用の失墜といった損害を与え，学生個人および養成校として責任をとらなければならないことが生じる。

　したがって，以下のことに注意し，守秘義務を厳守する。

① 氏名，ID番号，イニシャルや「呼び名」等はメモやレポートに記載しない。
② 個人情報が記載された書類は，施設から持ち出したり，無断で写真を撮ったりしない。
③ 実習中に知り得た情報，実習の施設や職員・実習内容等に関して，SNSに投稿したり，たとえ家族であっても口外したりしない。
④ 実習の行き帰りや，実習施設内であっても廊下やエレベーター，食堂，ロッカールーム等では，会話の内容に配慮する（実習施設や実習内容に関して，他者が聞くと不快に感じるような会話や学校の信用を失墜するような発言はしないこと）。
⑤ 実習終了後であっても，守秘義務を守る。

出さず頭を下げる程度の会釈」等を使い分け，その場にふさわしい挨拶をする。質問をされたり，意見を求められた場合には，黙っていないで積極的に発言をする。いつまでも黙っていると，やる気のない態度や実習指導者を無視する態度等，失礼な態度と受け取られ，その後の実習に影響を及ぼすことになる。

❷ 言葉遣い

　直接の指導者にはもちろん，その他の職員の方々に対しても節度ある態度・ていねいな言葉遣いで臨む。また，語尾が不明瞭になったり，語尾を伸ばしたりしないで，自分の発言内容を的確に相手に伝える。これらのことは日頃から身につけておく。

❸ 時間厳守

　指示された時間を守る。集合場所には，準備を整え，指示された時刻の5～10分前には到着し，周囲に配慮をしながら姿勢を正して待機をする。

5）身支度，持ち物

❶ 身だしなみ

　実習にふさわしい身なりで臨むこと。頭髪は自然な色で清潔であること。指輪やピアス，ネックレス等のアクセサリーは身につけない。長い髪は黒色のゴムで

束ねる。爪は短くきれいに切る。香水や香りの強い化粧品は使わない。その他，管理栄養士・栄養士を目指す学生として，健康的で清潔感のある印象を与えることは重要である。

❷ 服　　装

通勤・実習中ともに清潔・質素を心がける。通勤には，リクルートスーツまたはそれに準ずるものを着用する。実習施設や実習内容によっては平服の指示があるが，実習はおしゃれを競う場ではない。また，実習施設の他部門の職員が実習生を見ていることもある。質素で清潔を心がけ，ワンピース，スポーツウェア，ジーパンは避ける。暑い季節でも，ノースリーブ等，袖なしのシャツや透けた服は避け，襟のあるシャツを着用し，派手な色や柄物は避ける。シャツや白衣は汚れやしわがないものを着用する。靴はリクルート用の靴を原則とし，汚れていないもの，靴音の静かなもの，かかとを踏んでいないものとする。

❸ 携帯電話等

実習中は携帯電話等の電源は切りバッグに入れる。緊急に電話を必要とすることが発生した場合は，実習指導者の許可を得てからかける。

❹ 持 ち 物

忘れ物がないように入念に確認する。バッグは，リュックサックやキャリーバッグは避ける。持ち物は高価なものや華美なものは避け，不要な物も持参しない。

6）提 出 物

実習先に提出をするものは，折ったり汚したりしないように注意をして，提出期日や指示を守る。書類や実習ノート等は黒のペン書きとし，誤字・脱字のないようにていねいに書く。文章を記載する際は，文語体とし，理解しやすい文章を心がける。記載後は必ず読み直し，誤りがないかを確認する。誤って記載した場合は，定規を用いて二重線を引いて訂正し，訂正印を押す。

【男子学生】
・髪は短く清潔な髪型
・ひげをそる
・ピアスはつけない
・ネクタイを着用する
・爪は短く切り清潔に
・靴は汚れていないリクルート用の靴をはく
・ズボンはウエストの位置ではき，ベルトをしめる

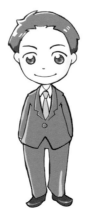
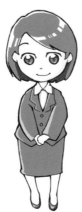

【女子学生】
・髪は自然な色で，長い髪は束ねる
・うすく，健康的なメイク
・香りの強い香水や化粧品は避ける
・指輪，ピアス，イヤリング，ネックレスはつけない
・爪は短く切り，マニキュアはしない
・ブラウスは白を原則とし，許可がある場合でも淡い色の無地が望ましい
・スカートの場合はストッキングを着用する。パンツスタイルの場合は足をすべて覆う
・リクルート用の靴をはく

図2　実習における服装

（6）事前の準備

実習前には準備しなければならないことがたくさんある。実習までにきちんと準備をする。

1）事前指導への出席

学内で行われる事前指導には必ず出席をする。実習にかかわる連絡や諸注意があるので，指示されたものを持参して，聞き間違いのないようにメモをとる。疑問点や不明な点は必ず質問をして，自分勝手な解釈をしないようにする。とくに，細菌検査や抗体価検査の検査項目は実習施設により異なるので，必ず自分で確認をして不備のないようにする。

アトピー性皮膚炎やアレルギー，難聴等，身体上の不安を抱えている場合は，必ず指導教員に申し出る。

2）連絡体制

実習に関してさまざまな連絡が必要となる。実習生同士だけでなく，指導教員との連絡方法や学校の連絡先を把握する。実習施設の担当部門の連絡先も把握しておく。

3）実習の班割

1施設2人以上で実習をする場合は，班長を置く。班長は，実習生間の連絡，指導教員との連絡役だけでなく，実習グループの責任者として，班員の意見をまとめ発言する等，実習中も率先して行動する。

4）実習課題の設定

充実した実習にするためには，自らが目的意識をもって実習に臨まなければならない。そのために，実習前に自分が実習で学びたい実習課題を設定し，その課題にどのように取り組むか計画を立てる。誰が読んでもわかるように文章にまとめ，いつでも詳細な説明ができるように準備をしておく。

5）実習施設への事前訪問・提出物

❶ 事前訪問の確認

実習施設によっては，実習が始まる前に実習生が施設を訪問して挨拶をする場合がある。訪問日時は，あらかじめ実習指導者に連絡をして決定しておく。実習施設へ電話をする際は，失礼のない言葉遣いで話すとともに，相手に用件が簡潔に伝わるよう，前以てメモに書き出しておく。また，電話は班員全員立ち会いのもと，必要事項はメモをとりながら行う。必ず最後にもう一度，指示された日時や場所，持ち物等を復唱する。事前訪問の日時や持ち物については，指導教員にも報告する。

❷ 事前訪問の準備

事前訪問は，遅刻や忘れ物のないよう，実習同様の気持ちで臨む。時間にゆとりをもって訪問できるように，実習施設の場所や交通手段を確認しておく。実習

施設で待ち合わせをせず，施設の最寄り駅やバス停に集合する。持ち物は不備のないように班員で事前に確認をしておく。事前訪問の際に確認すべきことは，あらかじめメモに書き出しておく。

❸ 事前訪問

班員全員揃って遅れないように訪問する。服装はスーツまたはそれに準ずるものを着用し，華美なものは身につけない。施設に到着したら，受付で班長が学校名，氏名，用件を伝え，施設職員の指示に従う。待機の時間がある場合は，施設職員や施設利用者の迷惑にならないように，一か所に固まらず静かに待つ。実習指導者への挨拶は，班長が，学校名・氏名・実習期間とともに挨拶をした後，続けて班員が氏名を述べる。

提出物がある場合は，班長が班員分をとりまとめて実習指導者に手渡す。実習に向けての説明や講義がある場合は，メモをとりながらしっかり聞く。また，用意してきた確認事項と説明内容を照合し，不明な点があれば，挙手をして質問をする。実習施設の中だけでなく，施設までの往復や集合場所においても，行動や会話の内容に配慮をして，実習生としてきちんとした態度で臨む。

❹ 事前訪問終了後

指導教員に事前訪問の報告を行い，班員とともに打ち合わせや勉強会を行い，実習に向けて準備を進める。

6）実習直前までの準備

❶ 連絡体制

実習に関してさまざまな連絡が必要となる。実習生同士だけでなく，指導教員との連絡方法や学校の実習担当部門連絡先を把握する。また，実習施設の担当部門の連絡先も把握しておく。

❷ 事前学習

実習施設のホームページや事前訪問の際に配布された資料をよく読んで，さらに先輩や指導教員の指導を仰ぎ，十分に時間をかけて準備する。

❸ 施設からの課題の準備

事前訪問で指示された課題は，しっかりとしたものに仕上げて提出できるように班員全員で取り組む。図書館で十分に下調べを行い，必要であれば指導教員に相談をして疑問や不安を解消しておく。

❹ 持ち物・提出物

腸内細菌検査や抗体価検査，健康診断等の結果報告書は，検査項目も含め班員全員で確認しながら不備がないように準備する。持ち物も準備点検日を決めて，班員が互いに確認する。万が一，不備があった場合に準備が間に合うように，点検日は日程に余裕をもって決定する。

表1　実習の持ち物（例）

履歴書	上履き（白いスニーカー）	名札
腸内細菌検査成績書	白衣	学生証
抗体価検査結果票	調理着	筆記用具
健康診断証明書	コックシューズ	教科書，辞書，参考書
印鑑	三角巾・調理用帽子	食品成分表
健康保険証（コピー）	前掛け	食品交換表（糖尿病，腎臓病）
実習ノート	洋包丁	電卓
実習評価票	長靴	メモ帳やバインダー
個人情報保護に関する誓約書		

❺　健康管理

　実習は慣れない環境で行われるため，普段より体調を崩しやすい。実習前からアルバイト等は自粛し，睡眠を十分にとり，規則正しい生活習慣を身につけておく。毎朝体温を測って体調とともに記録する。食中毒やインフルエンザには注意を払い，手洗いやうがいを励行する。

（7）実習開始時と実習中の注意

　有意義な実習とするためには，実習中の態度や取り組み方が重要となる。社会人としてのマナー等，失礼のない態度はもちろんのこと，実習では常に「自らが動いて，考えて，学ぶ」というつもりで積極的に臨む。また，実習評価の内容についても把握し，意識して行動することも大切である。実習期間中においても，実習態度を振り返り，改めるべき点は改めて，最後まできちんとした態度で取り組む。

1）服装・身だしなみ

　通勤・実習中ともに清潔・質素を心がける。通勤にはリクルートスーツまたはそれに準ずるものを着用する。実習施設や実習内容によっては平服の指示があるが，その場合であっても質素で清潔を心がけ，襟のあるシャツを着用し，派手な色や柄物は避ける。ジャケットやスカート，ズボンは，黒・グレー・濃紺の無地が望ましい。なお，デニムやスウェット，ジャージ素材のものは避ける。実習中の服装は施設の指示に従う。とくに指示がない場合であっても，白や淡い色の無地のTシャツやポロシャツを着用し，大きなロゴや絵柄のものは着用しない。スカートやズボンは黒・グレー・濃紺の無地が好ましい。ズボンの丈は靴までかかるものとする。シャツや白衣は汚れやしわがないものを着用する。靴は汚れてい

ないもの，靴音の静かなもの，つま先やかかとが覆われているデザインを選び，かかとを踏んでいないものとする。

2）出勤・退勤時間

欠勤・遅刻・早退はしない。やむを得ない事情がある場合は，できるだけ早く実習施設の指導者に申し出て了解を得る。指導教員・学校へも連絡をする。所定の時間までに到着できない場合は，通勤途中で実習指導者へ電話をして「理由，現在地，到着予定時刻」を連絡し，到着後に改めて理由を話して謝罪をする。

実習内容によっては退勤時間が予定より遅くなることがあるため，実習期間中は他の予定を入れずに実習に専念する。

3）マナー（言葉遣いや礼儀，接遇）

職員は多忙な日常業務の合間を縫って実習生の指導にあたっている。常に感謝の気持ちを忘れずに実習に臨む。挨拶・返事ははっきりと相手に伝わるようにする。挨拶は，「笑顔で元気よく」「周囲に配慮して声量を抑えて」「声に出さず頭を下げる程度の会釈」等，適切に行う。

どのようなときでも，日常の言葉遣いよりもていねいな言葉遣いと明瞭な発声を心がけ，語尾が不明瞭になったり，語尾を伸ばしたりしない。直接の実習指導者にはもちろん，すべての職員に対して，実習終了までていねいな言葉遣いと節度ある態度で臨む。

施設内の移動の際は，他の人の邪魔になるので広がって歩かない。おしゃべりをしないで，機敏に行動する。

また，実習期間中に時折，実習を振り返ることが大切である。問題等があった場合は以後の実習で改善する。

4）守秘義務

プライバシーにかかわる情報の取り扱いには細心の注意を払い，実習中に配布された資料であっても，むやみにバッグに入れて持ち帰らない。個人情報や施設の情報は，実習の行き帰りや帰宅後であっても話題にしない。実習終了後も同じ扱いである。実習の記録のための厨房や資料等の撮影は，事前に実習指導者の許可を得ておく。撮影時には何をどのような目的で撮影するのかを伝えてから撮影をする。

5）実習ノート

毎日実習終了後に実習ノートを記載し，翌朝に実習指導者へ班長がまとめて提出をする。

ノートには，単なる実習内容ではなく，1日の実習を振り返り，各業務が「何のために？」「どのような基準・根拠で？」「誰が？」「どのように？」行っていたか，「なぜ？」そのように行っていたのか等，5W1Hの視点で学びを整理した後，学内で学んできた「理論」と，管理栄養士・栄養士の実際の業務「実践」を

結びつけて理解することを意識して記載する。当日の実習での気づきや学び，実習課題の取り組みを記載するとともに，翌日の実習目標を記載して翌日の実習に備える。記載は文語体で，学生らしくていねいに・誤字のないように・理解しやすい明瞭な文章で，ペン書きをする。返却された実習ノートにはコメントや誤字の指摘等が記載されている場合があるので，必ず確認をする。記載内容の間違いを指摘された場合は，正しく修正するとともに，今後同様の間違いをしないように気をつける。

6）課題・レポート

提出を求められた課題やレポートは，必ず期限までに仕上げて提出する。未完成のまま提出することのないように責任をもって取り組む。期日に忘れる等して，提出が遅れることのないようにする。

記載は，文語体で理解しやすい明瞭な文章を心がける。パソコンを用いて作成する場合は，プリントアウト後に読み返し，文体が「です・ます」あるいは「である」のどちらかに統一されているか，誤字や脱字はないかを確認する。

7）体調管理

毎日，体温を測り，健康記録表に記載する。発熱や下痢・嘔吐，腹痛等の体調不良や手指に傷がある場合には，必ず実習指導者に申し出て指示を仰ぐとともに，学校へも連絡をする。

実習中は緊張と疲労から体調を崩しやすい。アルバイトはしない。睡眠を十分にとり，規則正しい生活習慣を身につける。食事内容にも気をつける。手洗い・うがいを励行して，インフルエンザ等の感染症の予防に努める。

8）飲　　　食

食事時間以外の飲食は慎む。昼食や飲水については，実習指導者の指示に従う。水分補給であっても実習指導者の許可を得る。ペットボトルの飲用を許可された場合でも水やお茶とし，バッグにしまい，必要時だけバッグから取り出して飲む。

9）整理整頓

途中で席を離れる場合は，教科書やノート，資料をひろげたままにしないで整理整頓をする。調理室へ入る際に脱いだ上履きは，他の人の出入りの邪魔にならない場所に手で揃えて置く。退勤時は毎日，使用した部屋や机の上，ゴミ箱等はきれいに片づけ，清掃をする。忘れ物がないか確認をして帰宅する。

（8）調理作業における注意

1）衛生管理

❶ 体　　　調

少しの油断が大きな事故につながる。体調が悪い場合や手指に傷がある場合

は，必ず実習指導者に申し出て指示を仰ぐ。アトピー性皮膚炎や難聴等も，注意をしないと事故につながる可能性があるため，最初に実習指導者に申し出る。

❷ 身 支 度

身支度が終わったら，不備はないか班員でお互いに確認する。とくに，異物混入の原因となりやすい毛髪や調理着の付着物には十分注意をする。

❸ 手 洗 い

手指の洗浄は正しい方法でていねいに洗い，アルコール等で消毒する。手洗い・消毒後に顔や髪の毛を触らない。調理作業中に汚染の心配があるものに触れた後や作業が変わる時，手袋をはずした時，トイレ後等こまめに洗い，汚染防止に努める。

❹ ト イ レ

トイレは指定された場所を使用する。できるだけ休憩時間や作業前に済ませておく。やむを得ず作業中に行く場合は，白衣，帽子，マスク，手袋，履物等を脱ぎ，トイレの汚染を調理室へ持ち込まない。

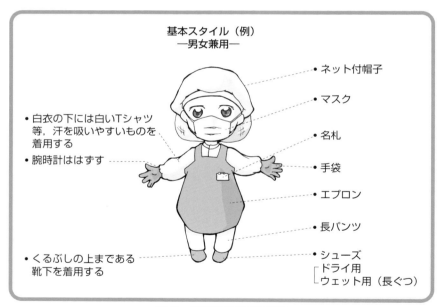

図3　給食施設内の服装

2）作業への集中

作業は，どんなに簡単なことであっても集中して真剣に取り組む。配膳時間に追われて忙しい調理作業であることを認識して迅速かつていねいに行う。指示された作業が終わり，空き時間ができた場合には，ぼんやりしないで作業の終了を報告し，次の指示を仰いだり，他の作業を手伝う。

3）不明な事項の確認

指示された内容や調理機器の使用法等に不明なことがある場合には，調理指導者に再度説明をお願いする。何を・どのように・いつまでに行うのか，注意事項はどのようなことかしっかり理解してから作業にとりかかり，あやふやなまま作業をしない。

4）けがや事故の防止

けがややけどをしないように，危険予測をしながら作業を行う。急いでいる場合でも走ったりしない。作業をしている人の後ろを通る際は，声をかけて事故防止に努める。万が一，けがや体調不良になった場合は，まず初めに調理作業の指導者に申し出て指示に従う。

(9) 喫食者や患者への訪問時の注意点

喫食者や患者・入所者のベッドサイドを訪問する時には名札を着用し，実習生であることを伝える。施設の職員同様，失礼のないように行動する。表情，言葉遣い，行動すべてに責任をもつ。質問をされても無責任な回答をせず，「実習生ですので，管理栄養士に伝えて，後ほど対応をさせていただきます」と答え，実習指導者に「誰から・どのような質問をされたか・それに対してどのように対応してきたか」を報告し，その後の指示に従う。

(10) 休憩時間の過ごし方

休憩時間になっても，無断で休憩をとらない。時間になったら，作業の経過報告をして休憩の許可を得る。休憩に入る前には「休憩後の集合時刻，場所等」を口頭で確認し，「休憩に入らせていただきます」と挨拶をして，他の人の邪魔にならないように休憩をする。休憩室での休憩であっても実習中であることを自覚して，横になることや昼寝等をしない。ノートやメモの整理をしながら身体を休める。休憩室内の備品等を許可なく使用することや移動はしない。

携帯電話等は，実習中は電源を切りバッグに入れておく。休憩時間であっても，急を要する連絡の有無を確認する以外は使用しない。緊急に電話を必要とすることが発生した場合は，実習指導者の許可を得てかける。

(11) 実習最終日

1）ま と め

最終日には，実習のまとめや発表の時間がある。しっかりと発表できるように実習ノート等を読み返してまとめてから臨む。また，質問をすることも最後の日となるので，実習終了前に自らが設定した課題についても整理をしておく。

2）実習の取り組みに対する自己評価

実習を振り返り，自己評価をすることが大切である。社会人としてのマナーや実習の取り組み方等，基本的姿勢を評価する。自分に不足していることが明らかになるので，今後，意識して改善に取り組む。

3）清　　掃

使用した部屋やロッカーに忘れ物がないように片づけ，きれいに清掃をする。実習中に借用していたものは，お礼を述べ，すべて返却する。

4）挨　　拶

最終日には，実習でお世話になった関係者へお礼の挨拶をする。学校の指導教員へも実習が終了した報告をする。

(12) 自然災害時の対応

自然災害時の対応については，実習前に学校の指導教員から指導を受けておき，災害発生時にあわてないようにしておく。台風等により翌日の実習に支障がでる可能性が予想される場合は，あらかじめ実習指導者の指示を受ける。

実習施設で災害にあった場合は，実習指導者の指示に従い，身の安全を確保する。実習の行き帰りで災害にあった場合は，地域の指定避難場所等，安全な場所に避難する。実習施設の近くの場合は可能であれば速やかに実習施設に向かい，実習指導者の指示に従う。落ち着いてから学校の指導教員へ報告をする。

(13) 実習終了後

1）書類の提出

実習施設から預かった書類は速やかに指導教員に提出する。

2）お 礼 状

実習終了後，班で1通お礼状を出す。下書きを作成して指導教員の添削指導を受ける。お礼状には実習での学びの具体的事例をあげて記載する。この実習が自分たちにどのようなものとなったか，感謝の思いを込めて書く。

表2　お礼状の記載に関する注意

1．白色・無地の封筒と便箋を用い，縦書きを基本とする。
2．黒色のボールペンまたは万年筆を用い，書き間違えた場合には最初から書き直す。
3．読みやすい楷書でていねいに書く。
4．漢字は適切に用い，誤字・脱字をしないようにする。
5．宛名の人名を間違えない。
6．敬称は「先生」または「様」を用いる。
7．前略を用いず，時候の挨拶からきちんと記載する。

拝啓　●●の候、●●●病院の先生方におかれましては、ますますご清栄のこととお慶び申し上げます。
　この度の臨地実習では、●●先生をはじめ多くの先生方には大変お世話になりまして、ありがとうございました。
　●週間という短い期間でしたが、机上の勉強では決して学ぶことのできなかったたくさんのことを学ばせていただきました。
　とくに、栄養食事指導を見学させていただいた際に、先生方が患者さんのことを第一に考えて指導をされていたことに感銘を受けるとともに「患者さん一人ひとりに適した栄養管理」を実践するという想いは、管理栄養士に欠かすことのできないことであると学ぶことができました。また、回診やカンファレンスの場面では、チーム医療の重要性、管理栄養士の果たすべき役割、患者さんとの接し方等さまざまなことを学ぶことができ、とても充実した実習となりました。
　今後は、この実習で経験させていただいたことをもとに、将来先生方のような管理栄養士になれるよう、日々研鑽を重ねていきたいと思います。
　病院実習の●週間はお世話になりまして、本当にありがとうございました。
　末筆ながら、先生方のご健勝をこころよりお祈り申し上げます。
　　　　　　　　　　　　　　　　　　　　　　　　敬具

令和●●年●月●日
　　　　　　　　　　　●●大学●●学部●●●学科
　　　　　　　　　　　　　栄田　養一
　　　　　　　　　　　　　日本　花子

●●●病院　栄養科
科長　●●●●先生
ご一同　様

前文／主文（実習中のエピソードを複数あげて記載する）／末文／後付け

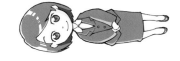

図4　お礼状の書き方

3）実習のまとめ

臨地・校外実習は，施設での実習が終了して完結するものではない。実習の効果を高め，今後の学習につなげていくためには，実習の振り返りや課題の到達度を評価し，達成できなかった原因の分析をする。そのため，実習ノートや実習課題について早めに整理して，指導教員の事後指導を受ける。到達目標に達しなかったことについては，今後，実習報告会や授業等で補っていく。

3．臨地・校外実習の事後学習

実習終了後には，事後学習で，学内での学習内容と臨地実習での学びを総合的な学びとして統合に努める必要がある。実習内容や研究課題の報告，実践活動の場で学んだことの情報交換等を行い，それぞれの学生が経験したことを持ち寄り，実習内容を整理することが大切となる。

(1) 実習施設へのお礼状の作成

実習終了後1週間以内に，連名で1通，実習先にお礼状を出す。

(2) 実習時の報告

実習時に起きたトラブルや注意されたことは，社会人として，あるいは管理栄養士・栄養士を目指す学生として未熟な部分があるということなので，謙虚に受け止め反省をする。また，その詳細を指導教員に報告をする。

(3) 実習報告書（レポート）

実習報告書を作成することで，実習を冷静に振り返り，学びの要点をまとめることができる。単なる感想ではなく，どのような目的・目標をもって臨み，どのように取り組んだのか，さらには管理栄養士・栄養士に求められる技能についても考察する。それにより，学内での学習の意義や重要性の理解，現在の自分の知識や技術の修得の程度，卒業までに必要となる学習等も明らかとなり，さらなる成長が期待できる。

実習報告書は，実習後に作成し，指導教員と実習指導者へ提出する。

実習報告書には，以下のようなことを記載する。

a．各班や個人の実習課題への取り組みについて
b．実習施設の概況と特殊性（特徴）
c．実習内容と学び
d．管理栄養士・栄養士に求められる知識・技能・態度および考え方

e. 管理栄養士・栄養士の仕事に関する感想

（4）実習報告会

実習終了後に学生個々が報告書を作成するだけでなく，実習報告会という場をもつことで，さらなる実習の効果が得られる。報告することで再度実習での学びを整理し，聴講や討論をすることで自分の実習だけでは体験することのできなかったことを学び，臨地・校外実習の効果を高めることができる。

実習報告会には以下のような内容を含める。

a. 各班や個人からの実習課題への取り組みの報告と討論
b. 実習施設の概況と特殊性（特徴）と管理栄養士の業務について
c. 実習内容と学び
d. 実習準備から実習終了までを振り返って
e. 今後の取り組み方について

（5）今後の学習

実習での課題の到達度を評価して達成できなかった項目の原因分析を行い，自分に不足している知識・技術・行動や考え方を把握し，補うことで，臨地・校外実習の目的は達成される。理想とする管理栄養士・栄養士を目指して，卒業までにどのように取り組むのか計画を立てて，不足している部分を補っていく。

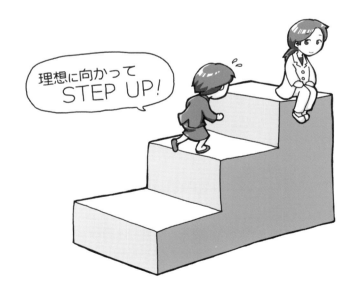

参考文献
・公益社団法人日本栄養士会，一般社団法人全国栄養士養成施設協会：臨地実習及び校外実習の実際（2014年版），2014
・文部科学省，厚生労働省：「臨地実習及び校外実習」の実施要領（通知），2002

III 導入教育

1. 導入教育の意義

　諸外国の栄養士養成の臨地実習および校外実習の現状を見ると，10週以下の国は日本とノルウェーの2か国のみであり，他国は11～20週，21週～30週，31週～40週，41週以上，等である。また，他国の実習の特徴として，アメリカおよびカナダでは，養成校を卒業した後にインターンシップの形で臨地実習および校外実習を実施し，イギリスでは，A（仕事内容や役割，環境を知る）→ B（特定の患者，集団を対象とした場合の理論，知識，スキルを獲得する）→ C（臨床的な理論を実践に応用する）のような3段階の実習を実施する，等の工夫がなされている。このようなステップアップ形式の臨地実習は，日本の看護師教育等でも行われている。これらを踏まえ，日本の管理栄養士・栄養士教育においても，より高度な専門知識と技術の統合を図るためには，段階的な実習を考慮に入れ，入学後早い時期に導入教育を行うことが必要である。前述については，日本栄養士会，全国栄養士養成施設協会「臨地実習及び校外実習の実際（2014年版）」に明記されている。

　一方，管理栄養士は人間を業務の対象とするため，科学的な知識と技術を有すること，専門職としての職業倫理を遵守すること，が必要である。早い時期における現場での体験型学習は，職業倫理観を意識できる重要な機会である。ここでは，1年次を想定した「基礎臨地実習」における目標，実習内容および病院実習のルーブリック評価（その実習の評価項目・評価基準）例について示す。

2. 基礎臨地実習の学習目標および行動目標

　保健・医療・福祉・介護・給食現場等の見学研修等を通し，「課題発見力と問題解決能力」「良好な人間関係やコミュニケーションをとる力」「食をとおして人々の健康と幸せに寄与したいと思う意欲」「管理栄養士・栄養士として専門的な知識や技術を向上させたいと思う態度」等の基礎力を高める。具体的な目標を以下に示す。

【学習目標／行動目標】
① 周りの人に配慮し，良好な人間関係を築くことができる。
② 地域，学校，病院，社会福祉施設，事業所等には，どのような人たちがいて，どのような健康課題を抱えている人が多いのかを把握する。
③ 地域，学校，病院，社会福祉施設，事業所等の対象者は，どのような食事をしている人が多いのかを把握する。
④ 保健・医療・福祉現場における管理栄養士・栄養士の主な活動を把握する。
⑤ 上記の内容を踏まえ，専門職としての使命，習得すべき知識・態度・技術を考え，カリキュラムとの関連性を把握する。
⑥ 自己の課題を明確にし，目標を設定することができる。

(公益社団法人日本栄養士会，一般社団法人全国栄養士養成施設協会：臨地実習及び校外実習の実際
(2014年版)，p.10，2014)

3．基礎臨地実習の実際

　学内での事前学習を行い，現場実習における目標を明確にしておくことが必要である。施設見学が難しい場合は，学内において，関連の内容についてビデオ鑑賞，または現場の管理栄養士による講演等を検討する。

表3　基礎臨地実習教育内容の例（1単位：45時間）

	内　容	学習目標／行動目標 （①〜⑥の番号は， 上記の表の①〜⑥を示す）
1	〈事前オリエンテーション〉3時間 ・実習目標，ルーブリックの確認 ・準備物，手続き等の詳細連絡 ・マナーの振り返り ・実習先への電話による事前連絡等	⑤，⑥
2	〈学内演習〉5時間 ・保健所・保健センター，学校，病院，事業所，福祉・介護施設等の専門職の方々と接する際，良好な人間関係を築くためには，何が必要かを考え発表する ・保健所・保健センター，学校，病院，事業所，福祉・介護施設等の対象者の方々と接する際，気をつけなければいけないことは何かを考え，発表する ・個人情報保護，守秘義務等について ・個人情報保護誓約書の記入	①
3	〈保健所・保健センター，学校，病院，事業所，福祉・介護施設等の見学研修〉4日：1日8時間×4日＝32時間 ・見学研修を行うことで，学習目標／行動目標の①，②，③，④を把握する	①，②，③，④

4	〈学内演習〉5時間 ・研修内容の報告 ・(1)および(2)について，別途，レポート作成をする 　(1)見学研修あるいは学内演習を通じ，専門職としての使命，習得すべき知識・態度・技術を考え，カリキュラムとの関連性を考える 　(2)自己の課題を明確にし，今後の目標を設定する ・実習指導者へのお礼状作成	⑤，⑥

(新潟医療福祉大学健康科学部健康栄養学科：基礎臨地実習の手引き（2014年度版），2014)

表4　基礎臨地実習ノート（例）

	実習項目	実習内容（具体的に）
午前	・調理室見学	・下処理室，調理室，洗浄室を見学。
	・昼食の調理作業補助	・昼食は約200食 　基本メニュー： 　　ご飯，豆腐と青菜の味噌汁，さんまの塩焼き，ほうれん草のお浸し，果物 ・主食，主菜の盛り付け補助。
	・昼食の配膳補助	・食札を，トレーにのせ，主食，主菜を温冷配膳車へ配膳。
	・入院患者の食堂見学	・病棟の食堂で喫食している患者さんの食事の様子を見学。
午後	・NST回診の見学	・医師，管理栄養士，看護師，言語聴覚士によるNST回診への同行。
	・栄養食事指導の見学	・40分の集団栄養食事指導（糖尿病教室）の見学。 　患者10名に対し，スタッフは，管理栄養1名，看護師1名，医師1名であった。教育内容は，管理栄養士による食品交換表についての説明。
	・院内見学	・臨床検査科，薬剤科，病棟看護ステーションを訪問。他職種の業務を見学した。
	・食事メニューの説明	・管理栄養士によるサイクルメニューの説明。
	・実習日誌の記入	
	・後片づけ，終了	・更衣室の清掃。
(本日の実習で気づいたこと，把握したこと)　*学生記入欄 ・管理栄養士は，医師や看護師と積極的にコミュニケーションをとっていたが，専門用語が多く何を話しているのかわからなかったので，明日までに調べ，話の内容がわかるようになりたいと思った。 ・食品交換表というものを初めて見た。患者さんへ説明するためには，自分も勉強しないといけないと思った。		

表5 基礎臨地実習（病院）ルーブリック（この科目の評価項目・評価基準）実習指導者用

	4 (優れた到達レベル)	3 (良好な到達レベル)	2 (最低限の到達レベル)	1 (努力が必要)
実習状況	促されなくとも，躊躇することなく，自発的に反応を示し，質問や考えを述べ，周りに配慮しながら，自分で考え，かなり積極的に行動していた。	やや躊躇することはあったが，自発的に質問や発言をし，積極的に行動していた。	スタッフからの問いかけや質問に対し返事をしたが，自発的な質問や発言は少なく，スタッフに促されてから行動していた。	スタッフからの問いかけや質問に対し，返事や意思表示が曖昧であり，スタッフに促されてから行動していた。
挨拶・服装・言動	服装や言動に気をつけ，自分のほうから声かけを行い（こんにちは，ありがとうございます，かしこまりました等），スタッフや患者に配慮し，良好な人間関係を築こうとする姿勢が大いに感じられた。	服装や言動に気をつけ，スタッフや患者に，自分のほうから積極的に挨拶や発言をしていた。	服装や言動に気をつけ，最低限の挨拶はしていた。	服装や言動について気になるところがあった。また，スタッフや，患者から先に挨拶をされる等，コミュニケーションをとることが苦手な様子であった。
持ち物	指示した以外の物も，自分で考え参考資料等を持参し，積極的に取り組んでいた。	指示した以外の物も，自分で考え持参し，取り組んでいた。	持参すべきものは忘れずに持参していた。	持参すべきものを忘れた日があった。
出席状況	欠席も遅刻もせず，一日中，元気に実習を行っていた。	寝不足にみえる日があったが，欠席も遅刻もしなかった。	体調不良，交通事情等で遅刻・欠席をしたが，実習指導者に，きちんと連絡し，指示を得た。	遅刻または欠席をし，連絡を怠った。

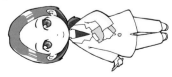

表6 基礎臨地実習（病院）ルーブリック（この科目の評価項目・評価基準）学生用

	4 （優れた到達レベル）	3 （良好な到達レベル）	2 （最低限の到達レベル）	1 （努力が必要）
事前学習	実習先の病院の概要、管理栄養士の仕事、患者の食事等を調べ、聞きたいこと、わからないことを明確にして実習に臨んだ。	実習先の病院の概要、管理栄養士の仕事、患者の食事等を調べ、実習に臨んだ。	実習先の概要については、ホームページで確認したのみであった。	特段、何の事前勉強もせずに実習に臨んだ。
実習状況	促されなくとも、躊躇することなく、自発的に反応を示し、質問や考えを述べ、周りに配慮しながら、自分で考え、かなり積極的に行動した。	やや躊躇することはあったが、自発的に発言や質問をし、積極的に行動した。	スタッフに聞かれたことには返事をしたが、自発的な質問や発言は少なく、スタッフに促されてから行動した。	スタッフに聞かれても、返事や意思表示が曖昧で、スタッフに促されてから自分から行動した。
学びの振り返り、まとめ	帰宅後、すぐにその日の学びを振り返り、内容をまとめ、不明なことは自主学習をして、自己の課題を把握し、翌日の研修に役立てた。	帰宅後、すぐに学びを振り返り、内容をまとめ、不明なことは自主学習をした。	帰宅後、その日のうちに振り返り、内容をまとめた。	学びの振り返りとまとめは、実習が終わってから行った。
挨拶・言動	言動に気をつけ、スタッフや患者に配慮しながら、自分のほうから声がけをすることができ（にんにちは、ありがとうございます、わかりました等）、かなり良好な人間関係を築くことができた。	言動に気をつけ、スタッフや患者に、自分のほうから積極的に声がけをすることができた。	言動に気をつけ、スタッフや患者から挨拶をされる前に、患者から先に挨拶をすることがほぼできた。	言動についてあまり考えることはなかった。またスタッフや、患者から先に挨拶をされる等、あまり自分から挨拶をすることができなかった。
身だしなみ	朝だけでなく、スタッフや患者と接する前にも、相手に不快に思われないよう服装だしなみの確認をした。	毎朝、服装や髪型には気をつけた。服のしわや強い香りにも配慮した。	毎朝、服装や髪型には気をつけた。	服装は気をつけたつもりだが、服のしわや髪型には気が配れない日があった。
持ち物	数日前にリストを確認し、忘れ物がないよう準備し、努め、さらにリスト以外にも必要なものを考え、持参した。	数日前にリストを確認し、忘れ物はしなかった。	前日にリストを確認し、忘れ物はしなかった。	持参すべきものを忘れた日があった。
出席状況	欠席も遅刻もせず、体調管理も行い、元気に研修を行った。	欠席も遅刻もしなかったが、寝不足や風邪気味等、体調不良の日があった。	体調不良等でやむなく遅刻・欠席をしてしまったが、指導教員と実習指導者に、きちんと連絡し、指示を得た。	遅刻または欠席をし、連絡を怠った日があった。

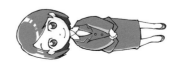

4. 今後に向けて

(1) ステップ1：自分の課題を理解する

　対象者の健康維持・増進、疾病予防および治療支援は、管理栄養士・栄養士の重要な業務である。主な活動は「栄養の指導」であり、これを適切に実践するために自分には何が不足しているか、自己評価を通じて理解することが求められる。

(2) ステップ2：自ら考えて取り組む

　実習を通じて解決すべき課題に気づいたら「考えて、行動する」ことが大切である。自分自身の課題解決計画を立て、次のステージに向かって行動する。

(3) ステップ3：継続的な課題解決

　行動したら、必ず評価をすることが大切である。最終的な課題解決に向けて、段階的に結果を確認しながら、自身の課題を解決してステップアップする。

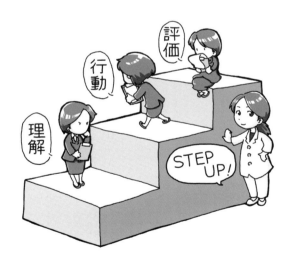

参考文献
・公益社団法人日本栄養士会、一般社団法人全国栄養士養成施設協会：臨地実習及び校外実習の実際（2014年版）、2014
・新潟医療福祉大学：基礎臨地実習の手引き（2014年度版）、2014

第 2 部 各 論

I 科目別臨地実習および校外実習の考え方

1. 科目別臨地実習および校外実習の考え方

　臨地実習の最終目標を実現するためには，まずは，学生自身がどの科目の実習であるのか実習科目をしっかりと認識し，さらにその実習の最終目標や学習目標，行動目標はどのようなことかを理解して実習に臨むことが必要である。

　「臨床栄養学」の臨地実習は，傷病者の病態や栄養状態に応じた適正な栄養管理を担う管理栄養士となるために重要な実践教育科目であり，臨地実習の最終目標は「傷病者の病態や栄養状態の特徴に基づいた適正な栄養管理を行う」こととされている。

　「公衆栄養学」の臨地実習は，地域住民の健康づくりおよび栄養・食生活の改善を担う管理栄養士となるために重要な実践教育科目であり，臨地実習の最終目標は「地域や職域等における保健・医療・福祉・介護システムの栄養関連サービスに関するプログラムの作成・実施・評価を総合的にマネジメントする能力を養う」こととされている。

　「給食経営管理論」の臨地実習は，栄養管理を踏まえた効果的な給食経営管理を担う管理栄養士となるために重要な実践教育科目であり，臨地実習の最終目標は「給食運営や関連の資源を総合的に判断し，栄養面，安全面，経済面全般のマネジメントを行う能力を養う」こととされている。

　そして，「給食の運営」の校外実習は，安全で利用者に適した給食の提供を担う栄養士となるために重要な実践教育科目であり，校外実習の最終目標は「給食業務

【臨地実習の最終目標】
　実践活動の場での課題発見，解決を通して，栄養評価・判定に基づく適切なマネジメントを行うために必要とされる専門的知識及び技術の統合を図る。
【校外実習の最終目標】
　給食業務を行うために必要な，食事の計画や調理を含めた給食サービス提供に関する技術を修得する。

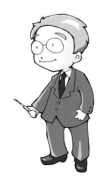

（公益社団法人日本栄養士会，一般社団法人全国栄養士養成施設協会：臨地実習及び校外実習の実際（2014年版），p.9, 2014）

を行うために必要な，食事の計画や調理を含めた給食サービス提供に関する技術を修得する」こととされている。

（1）臨床栄養学

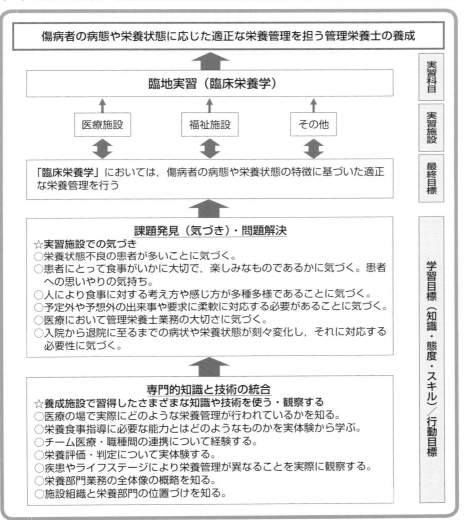

図I-1　臨床栄養学の臨地実習の考え方
（公益社団法人日本栄養士会，一般社団法人全国栄養士養成施設協会：臨地実習及び校外実習の実際
（2014年版），p.35, 2014)

（2）公衆栄養学

```
┌─────────────────────────────────────────────┐
│  地域住民の健康づくりおよび栄養・食生活の改善を担う管理栄養士の養成  │
└─────────────────────────────────────────────┘
                        ↑
┌─────────────────────────────────────────────┐ 実
│            臨地実習（公衆栄養学）                │ 習
└─────────────────────────────────────────────┘ 科
                        ↑                         目
              ┌──────────────┐
              │  保健所・保健センター  │              実
              └──────────────┘              習
                        ↕                         施
┌─────────────────────────────────────────────┐ 設
│「公衆栄養学」においては，地域や職域等における保健・医療・福祉・介護│
│システムの栄養関連サービスに関するプログラムの作成・実施・評価を総 │ 最
│合的にマネジメントする能力を養う                            │ 終
└─────────────────────────────────────────────┘ 目
                        ↑                         標
```

課題発見（気づき）・問題解決
☆実習施設での気づき
○地方公共団体（県・特別区・市町村）や国単位で健康・栄養問題を考えることの必要性に気づく。
○健康・栄養調査結果等の各種調査結果を収集・整理し，総合的な分析による地域診断の必要性と難しさについて気づく。
○高齢化の一層の進展に伴い，在宅療養者等食の問題を抱え，さまざまな栄養関連サービスを必要とする人が多いことに気づく。
○保健・医療・福祉および介護領域等のほか，農政，産業振興，環境保全等の多領域と有機的かつ効果的な仕組みづくりを進めることの必要性に気づく。
○住民の主体的な参加の重要性と難しさに気づく。
○地域診断の結果から地域の優先的な健康・栄養課題を明確にし，課題の解決に向け，計画の立案・実施・評価のマネジメントサイクルに基づき施策を推進することの重要性に気づく。

専門的知識と技術の統合
☆養成施設で習得したさまざまな知識や技術を使う・観察する
○法律に基づいて地方公共団体では健康・栄養行政におけるさまざまな施策が実施されていることを知る。
○保健師等の他職種との連携や組織内での管理栄養士の立場と役割について体験する。
○住民への栄養・食生活の改善に関連するさまざまなサービス事業を体験する。
○事業計画の立案・実施・評価に関するマネジメントサイクルのシミュレーションを体験する。
○「健康日本21」「食育基本計画」等の国の施策が，地方公共団体でどのように計画，施策化，実践されているのか学ぶ。
○地域における行政栄養士による健康づくりおよび栄養・食生活の改善の基本指針を踏まえ，地方公共団体が行っている具体的な施策の基本指針での位置づけと必要性について学ぶ。

学習目標（知識・態度・スキル）／行動目標

図 I-2　公衆栄養学の臨地実習の考え方

（公益社団法人日本栄養士会，一般社団法人全国栄養士養成施設協会：臨地実習及び校外実習の実際（2014年版），p.37，2014）

（3）給食経営管理論

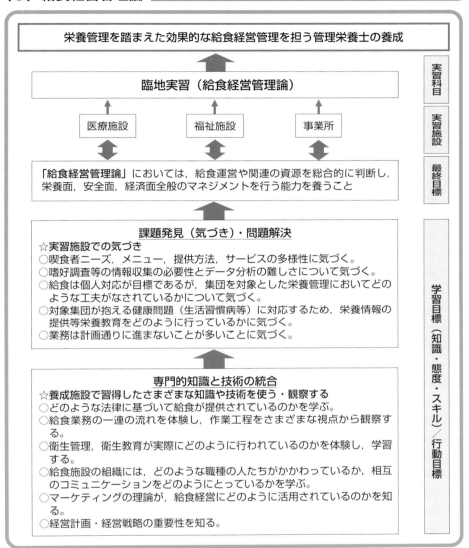

図Ⅰ-3　給食経営管理論の臨地実習の考え方
（公益社団法人日本栄養士会，一般社団法人全国栄養士養成施設協会：臨地実習及び校外実習の実際（2014年版），p.39，2014）

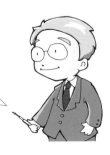

最終目標を達成するための学習目標や行動目標も示されています。これらをよく理解した上で，自分が学びたい課題の設定や必要となる基礎知識の復習等，十分な時間をかけて事前学習に取り組みましょう。

（4）給食の運営

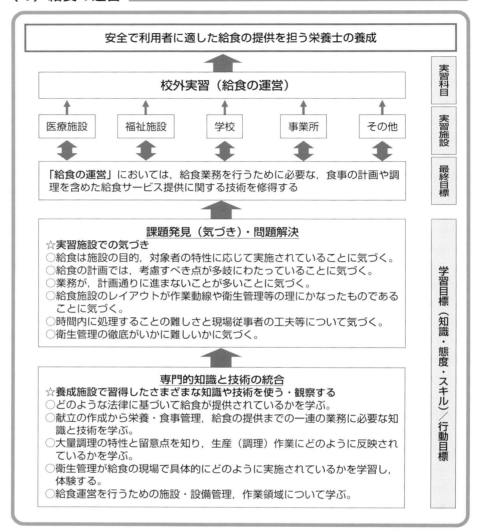

図Ⅰ-4　給食の運営の校外実習の考え方
（公益社団法人日本栄養士会，一般社団法人全国栄養士養成施設協会：臨地実習及び校外実習の実際（2014年版），p.41, 2014）

参考文献
・公益社団法人日本栄養士会，一般社団法人全国栄養士養成施設協会：臨地実習及び校外実習の実際（2014年版），2014

II 実習施設別臨地実習および校外実習

1. 病院・介護老人保健施設

(1) 概論・実習の考え方

　栄養評価・判定に基づく適切な指導を行うための高度な知識・技能を有した専門家として管理栄養士の育成が求められており，病院および介護老人保健施設にて実施される臨床栄養学の臨地実習は，「栄養評価・判定が行われる場であり，直接，傷病者という"人"と接することができる場」での実習として重視されている。

　病院は，20床以上の医療施設をいい，医療保険制度のもと保健医療サービスが提供され，診療報酬が算定される。介護老人保健施設とは，在宅の生活への復帰をめざし，要介護者に対して看護およびリハビリテーションその他必要な医療ならびに日常生活上の世話を行う施設をいい，介護保険制度のもと介護サービスが提供され，介護報酬が算定される。

　実習施設である病院・介護老人保健施設（以下，施設と表記）は，医療提供施設であるとともに患者・入所者の療養の場でもあるため，食事に関しては治療効果のみならずQOLの向上を目的にさまざまな工夫がなされている。また，施設では早期退院・退所に向けて，効率的・効果的な治療や取り組みがされていて，栄養管理についても多職種が協働で取り組んでいる。

　実習では，栄養・食事管理に関する業務全般について理解を深めるとともに多

STEP UP　栄養管理体制

　病院では，患者に対する栄養管理体制の確保は入院基本料および特定入院料の算定要件となった。そのため，多職種が協働して栄養管理を行う体制を整え，「特別な栄養管理の必要性がある患者」には栄養管理計画を作成し，計画に基づき栄養管理を行っている。

　しかし，それ以外の入院患者に対しても，栄養管理計画を作成して栄養管理に取り組んでいる病院が少なくない。

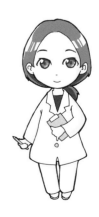

職種の連携によるチーム医療について理解し，管理栄養士の役割や必要となる能力についても学ぶ。

(2) 実習の目的・目標

臨地・校外実習の目的とともに臨地実習の科目ごとの目的・目標を理解して臨み，有意義な実習とする。具体的な目標は，以下に示すような課題発見（気づき）と問題解決や，専門的知識と技術を統合することである。

1）臨地実習「臨床栄養学」として実習する場合

「臨床栄養学」の実習では，傷病者の病態や栄養状態に応じた適正な栄養管理を行う能力を養うことを目的とする。つまり，医療施設における栄養管理の一連のプロセスや考え方を理解し，対象となる傷病者の病態や栄養状態の特徴から栄養状態の評価・判定をして，それに基づき適正な栄養管理を行えるようになることであり，チーム医療の重要性を理解し，他職種や患者・入所者とのコミュニケーションを円滑に進める能力について学ぶことである。

❶ 課題発見（気づき）・問題解決

a. 栄養不良のため栄養管理が必要な患者が多いことを認識する。
b. 患者にとって食事がいかに大切で，楽しみなものであるかに気づき，QOLに大きく影響することを認識する。患者へ思いやりの気持ちを抱く。
c. 人により食事に対する考え方や感じ方が多種多様であることに気づき，個々に応じた栄養管理が必要であることを認識する。
d. 予定外や予想外の要求に柔軟に対応する必要があることに気づき，臨機応変な判断や対応を求められることを認識する。
e. 医療の場における管理栄養士の役割を理解し，チーム医療において求められる専門性について認識する。
f. 入院から退院に至るまでに刻々と変化する病状や栄養状態を知り，それに対応する必要性を認識する。

❷ 専門的知識と技術の統合

a. 医療の場での栄養スクリーニングおよび栄養アセスメントの実際を学び，その手技や評価の方法を経験から学ぶ。
b. 栄養状態の評価・判定および栄養診断から栄養管理計画の立案・実施といった栄養介入，モニタリング，再評価に及ぶまでの一連の栄養管理プロセスを経験する。
c. 栄養食事指導には，どのような知識と能力が必要か経験から学ぶ。
d. チーム医療および職種間の連携を経験し，多職種連携のあり方を学ぶ。
e. 疾患やライフステージによって栄養管理が異なることを実際に観察する。
f. 栄養部門業務の全体像の概略を知る。

g. 施設の組織と栄養部門の位置づけを知る。

2）臨地実習「給食経営管理論」として実習する場合

「給食経営管理論」の実習では，栄養管理を踏まえた効果的な給食経営管理を行う能力を養うことを目的に，栄養・食事管理や給食経営管理の方法や技術を学ぶ。つまり，「食事は治療の一環」と位置づけられる医療の場であり，集団給食施設でもある実習施設で，給食運営や「物・人・金・方法・情報」といった関連資源を総合的に判断し，栄養面，安全面，経済面全般のマネジメントを行うために必要となる知識，技能，態度および考え方の総合的能力を養い，さらには，マーケティングの原理や応用の理解，さらには組織管理等のマネジメントの基本的な考え方や方法を身につける。

❶ 課題発見（気づき）・問題解決
a. 喫食者ニーズ，メニュー，提供方法，サービスの多様性に気づく。
b. 嗜好調査等の情報収集の必要性とデータ分析の難しさに気づく。
c. 給食は個人対応が目標であるが，集団を対象とした栄養管理においてどのような工夫がなされているかに気づく。
d. 患者・入所者といった対象集団が抱える健康問題（生活習慣病等）に対応するため，栄養・食事管理の業務の中で栄養情報の提供等の栄養教育をどのように行っているかに気づく。
e. 業務は計画通りに進まないことが多いことに気づく。

❷ 専門的知識と技術の統合
a. どのような法律に基づいて給食が提供されているのかを学ぶ。
b. 給食業務の一連の流れを体験し，作業工程をさまざまな視点から観察する。
c. 衛生管理，衛生教育が実際にどのように行われているのかを体験し，学習する。
d. 危機の予測，分析，回避の方策，発生時の対応といった危機管理対策が，実際にどのように行われているかを学ぶ。
e. 給食施設の組織には，どのような職種の人たちがかかわっているか，相互のコミュニケーションをどのようにとっているかを学ぶ。
f. マーケティングの理論が，給食経営にどのように活用されているのかを知る。
g. 経営計画・経営戦略の重要性を知る。

3）校外実習「給食の運営」として実習する場合

「給食の運営」の実習では，安全で利用者に適した給食の提供に必要な知識および技能を修得することを目的とする。つまり，給食業務を行うために必要な，食事の計画や調理を含めた給食サービス提供に関する技術を修得する。

❶ 課題発見（気づき）・問題解決
a. 給食は施設の目的・理念，対象者の特性に応じて実施されていることに気づく。
b. 給食の計画では，考慮すべき点が多岐にわたっていることに気づく。

c. 業務が，計画通りに進まないことが多いことに気づく。
d. 給食施設のレイアウトが作業動線や衛生管理等の理にかなったものであることに気づく。
e. 時間内に処理することの難しさと現場従事者の工夫等について気づく。
f. 衛生管理の徹底の難しさについて気づく。

❷ 専門的知識と技術の統合
a. どのような法律に基づいて給食が提供されているかを学ぶ。
b. 献立の作成から栄養・食事管理，給食の提供までの一連の業務に必要な知識と技術を学ぶ。
c. 大量調理の特性と留意点を知り，生産（調理）作業にどのように反映されているかを学ぶ。
d. 衛生管理が給食の現場で具体的にどのように実施されているかを学習し，体験する。
e. 給食運営を行うための施設・設備管理，作業領域について学ぶ。

（3）実習の内容

1）臨地実習「臨床栄養学」として実習する場合
❶ 実習の内容

「臨床栄養学」では，患者や入所者に対する栄養食事指導やベッドサイド訪問の見学，カルテ閲覧や患者への問診，摂取量調査による栄養評価，NST・褥瘡対策チーム等のミーティング・回診・カンファレンスへの参加等を通して，栄養・食事療法を基盤とした栄養管理について学習する。

a. 患者・入所者を対象とした栄養食事指導の見学から必要な知識，技能，態度等を学ぶ。
b. ベッドサイドへの訪問により，患者・入所者の栄養問題が実際に存在していることを把握する。
c. 栄養アセスメントから，栄養管理計画の立案までの一連の流れについて学ぶ。
d. 回診やカンファレンスの見学等からチーム医療（NST，クリニカルパス等）における管理栄養士の役割について理解する。
e. 医療スタッフの一員として，患者・入所者へのかかわり方（対応やマナー等）の実際を体験し学ぶ。
f. 入院患者・入所者に対する個別対応（栄養・食事面から）の実際を学ぶ。
g. 栄養食事指導や栄養管理の報告書，ならびに診療録（カルテ）を閲覧して，その実際を学ぶ。
h. ケーススタディ（事例研究法）の実際を学ぶ。
i. 施設における栄養部門業務のあり方，実習施設の取り組みについて学ぶ。

❷ 実習の日程

日程の一例を示す（表Ⅱ-1-1）。

表Ⅱ-1-1　臨地実習「臨床栄養学」（病院）1単位（45時間）の例

日程	月日	実習内容 午前	実習内容 午後	備考
	○／○（　）	◇オリエンテーション[1]		1）実習概要・実習目標・注意事項・自己紹介等
1日目	○／○（月）	◇部門内，関連部署への挨拶 ◇施設概要と特徴説明 ◇施設の見学	◇講義：栄養部門業務の概要[2]	2）患者の食事管理，栄養食事指導，栄養アセスメント等，栄養管理のシステム
2日目	○／○（火）	◇栄養食事指導やベッドサイド訪問の準備[3]（担当症例の割り振り・把握）	◇摂取量調査（担当症例の把握） ◇担当患者についての調査結果報告と栄養必要量の判定[4]（担当症例検討会）	3）調査は個別に摂取栄養量の算定を行う 4）身体計測やエネルギー消費量の実測を行う。また，カルテより身長，体重，疾患等を考慮して計算式等により栄養必要量を求める
3日目	○／○（水）	◇栄養必要量判定と摂取量調査による栄養評価（カルテ閲覧や患者訪問[5]による問診，また適宜，主治医や看護師への相談の必要性を体験する）	◇摂取量調査 ◇食事オーダーの適正確認	5）患者からの喫食状況を聞きとる（食事への意見や補食の有無等）
4日目	○／○（木）	◇個人・集団栄養食事指導の見学（指導記録や逐語録の作成実習）	◇ベッドサイド訪問（患者とのコミュニケーション実習） ◇チーム医療へのかかわり：NSTや褥瘡対策チームミーティング，回診，病棟カンファレンスへの参加	
5日目	○／○（金）	◇個人・集団栄養食事指導の見学 ◇栄養・食事補給，栄養食事指導による効果の評価（カルテの血液・生化学検査成績，問診，摂取栄養状況・身体計測，主治医や看護師の診査等から総合評価を実習する）	◇摂取量調査のまとめと，栄養アセスメント報告会（担当症例報告会） ◇反省会	

（公益社団法人日本栄養士会，一般社団法人全国栄養士養成施設協会：臨地実習及び校外実習の実際（2014年版），p.44, 2014, 一部改変）

2）臨地実習「給食経営管理論」として実習する場合
❶ 実習の内容
　帳票類の閲覧・作成，講義・ディスカッション，給食施設の見学・実習を通して栄養・食事管理や給食経営管理の方法や技術を学ぶ．

a. 医療施設における栄養部門業務全般について，基本的な理解を深め，部門業務がどのような経営ビジョンにより運営されているかを給食管理，栄養食事指導，臨床栄養管理，組織管理等の視点で考察する．
b. 給食経営管理の知識や技術が，給食の現場においてどのように生かされているかをマーケティング，経営管理の視点で学ぶ．
c. 個人の栄養アセスメントに基づいた栄養管理を実施するにあたり，給食業務の合理化や標準化の観点からどのような工夫や技術が活用されているかを体験して学ぶ．
d. 医療施設では，食事オーダー管理が複雑であるので，どのような体制やシステムで運営されているかを見学して，診療報酬や介護報酬をも含め食数管理や食事オーダー管理について学ぶ．
e. 医療施設では食種が多く，個別に複雑な食事内容が要求される場合もある．給食運営のシステムとして，このようなニーズにどのように対処しているかを学び，基本姿勢や業務体制，他部門との連絡調整について考察する．
f. 適時・適温配膳において，どのような機器や備品が用いられ，どのような人の配置がされて，作業が行われているかを学習し，温度管理，施設・備品管理，作業管理について考察する．
g. 栄養食事指導や栄養管理業務を含め，栄養部門の業務が安定して遂行されるためには，どのような工夫や合理化が行われてきたかを組織・労務管理等の視点から学ぶ．
h. 安全・衛生管理について，院内感染の予防，食中毒の予防等の観点からHACCPを始めとした衛生管理や危機管理について学ぶ．
i. 嗜好調査や喫食量の調査等を実施し，実習施設における栄養・食事の課題等を検討する．

❷ 実習の日程
　日程の一例を示す（表Ⅱ-1-2）．

3）校外実習「給食の運営」として実習する場合
❶ 実習の内容
　給食の運営に必要な給食費，献立作成，食材管理，食材発注，検収，食数管理，調理作業，配膳，提供サービス等の基本的な業務に関する実習であり，給食施設内での検収・調理・盛り付け・配膳業務等の実習，献立作成，発注業務・食数管理業務の見学，食後の患者・入所者への訪問を通して，給食サービス提供全

表Ⅱ-1-2　臨地実習「給食経営管理論」（病院）1単位（45時間）の例

日程	月 日	実習内容 午前	実習内容 午後	備考
	○／○ （　）	◇オリエンテーション[1] ◇施設の概要（組織・運営方針等の特徴説明） ◇栄養部門業務の概要（栄養管理・給食管理等）		1）実習概要・実習目標・注意事項・自己紹介・課題等
1日目	○／○ （月）	◇部門内，関連部署への挨拶 ◇給食施設の見学（施設・設備・衛生対策等を含む）	◇講義：栄養部門業務の概要[2] ◇栄養部門の給食運営の概要説明 ◇学生の実習テーマ・課題等確認	2）患者の食事管理のシステムや栄養食事指導の体制，栄養管理の体制等
2日目	○／○ （火）	◇実習施設における給食経営管理システムの理解①（施設側が一方的に説明するだけでなく学生が計画してきた質問項目にも答える）	◇実習施設における給食経営管理システムの理解②（学生が自らの理解に立って，経営管理システムの全体像を描く）	
3日目	○／○ （水）	◇給食経営管理システムに関する発表会およびディスカッション	◇学生各自のテーマ別活動	
4日目	○／○ （木）	◇学生各自のテーマ別活動	◇学生各自のテーマ別活動のまとめ	
5日目	○／○ （金）	◇テーマ別活動の成果報告会および討論	◇反省会	

（公益社団法人日本栄養士会，一般社団法人全国栄養士養成施設協会：臨地実習及び校外実習の実際（2014年版），p.47，2014，一部改変・省略）

般に関して学ぶ。
a. 医療施設における栄養部門業務全般について，基本的な理解を深める。
b. 献立の立案から配膳に至る一連の業務を学ぶ。
c. 行事食や食器への配慮等，フードサービスの視点からどのような工夫や技術が活用されているかを体験しながら学ぶ。
d. 施設における食事オーダーに関する業務がどのような体制やシステムで運営されているかを見学し，食数管理や食事オーダー管理について学ぶ。
e. 医療施設では食種が多く，さらに高齢者の多い施設では嚥下食等複雑な食事内容が要求される場合も少なくない。献立管理や食数管理，調理作業上，どのように対応しているのかを学ぶ。
f. 適時・適温配膳において，どのような機器や備品が用いられ，どのような人の配置がされて，作業が行われているかを学習し，温度管理，施設・備品管

理，作業管理について考察する。
g. 安全・衛生管理について，院内感染の予防，食中毒の予防等の観点からHACCPをはじめとした衛生管理や危機管理について学ぶ。

❷ 実習の日程

日程の一例を示す（表Ⅱ-1-3）。臨地実習「臨床栄養学」と校外実習「給食の運営」を組み合わせて2単位の実習を行う場合の例も示す（表Ⅱ-1-4）。

表Ⅱ-1-3　校外実習「給食の運営」（病院）1単位（45時間）の例

日程	月日	実習内容 午前	実習内容 午後	備考
	○／○（　）	◇オリエンテーション[1] ◇施設の概要（組織・運営方針等の特徴説明） ◇栄養部門業務の概要（栄養管理・給食管理等）[2]		1）実習概要・実習目標・注意事項・自己紹介・課題等 2）患者の食事管理のシステムや栄養食事指導の体制，栄養管理の体制等
1日目	○／○（月）	◇部門内，関連部署への挨拶 ◇給食施設の見学（施設・設備・衛生対策等を含む）	◇栄養部門の給食運営の概要説明 ◇学生の実習テーマ・課題等確認	
2日目	○／○（火）	◇実習施設における食事の種類や献立に関する講義と献立立案シミュレーション ◇配膳作業の見学	◇食数処理の体験（食事オーダーの締め切りから，配膳に至るまでのオーダー情報の流れをフローチャートとして模式化させてみる）	
3日目	○／○（水）	◇食品の発注・検収 ◇作業管理 ◇配膳作業への参加	◇昼食後の患者訪問 ◇患者訪問の報告会	
4日目	○／○（木）	◇衛生管理の実習 ◇衛生面の観点から，大量調理施設衛生管理マニュアルにもとづく厨房巡回実習	◇夕食の調理作業への参加（配膳まで行う）	
5日目	○／○（金）	◇給食管理におけるコンピュータシステムを基本としたIT化に関する講義と見学・実習	◇食品管理等未実施項目の実施 ◇反省会	

（公益社団法人日本栄養士会，一般社団法人全国栄養士養成施設協会：臨地実習及び校外実習の実際（2014年版），p.50，2014，一部改変・省略）

表Ⅱ-1-4　臨地実習「臨床栄養学」＋校外実習「給食の運営」（病院）2単位（90時間）の例

日程	月　日	実習内容 午前	実習内容 午後	備　考
1日目	○／○（月）	◇オリエンテーション[1] ◇部門内，関連部署への挨拶 ◇施設の概要と特徴説明 ◇施設の見学	◇講義：栄養部門業務の概要	1）実習概要・実習目標・注意事項・自己紹介等
2日目	○／○（火）	◇病院給食の献立の成り立ち ◇配膳作業の見学	◇食数処理の体験 ◇食事オーダーの確認	
3日目	○／○（水）	◇食品の発注・検収 ◇作業管理 ◇配膳作業への参加	◇栄養食事指導やベッドサイド訪問の準備 ◇盛り付け実習	担当患者を決める
4日目	○／○（木）	◇衛生管理の実習	◇担当患者の摂食量調査 ◇チーム医療へのかかわり；NSTや褥瘡対策チームミーティング，ラウンド，病棟カンファレンスへの参加	
5日目	○／○（金）	◇担当患者の栄養必要量の判定 ◇盛り付け・配膳作業	◇担当患者の摂食量調査・栄養評価・栄養管理計画作成 ◇食事オーダー・食数の管理	中間的な反省会
6日目	○／○（月）	◇給食・院内におけるコンピュータシステムの研修	◇個別栄養食事指導の準備	
7日目	○／○（火）	◇個別栄養食事指導の見学と指導記録の作成	◇今日の個別栄養食事指導の報告書作成およびケースカンファレンス	
8日目	○／○（水）	◇個別栄養食事指導の見学と指導記録の作成	◇担当患者ベッドサイド訪問 ◇食事オーダー問い合わせへの対応	
9日目	○／○（木）	◇集団栄養食事指導の見学と指導記録の作成	◇集団栄養食事指導についての討論会 ◇食事の温度管理（適温給食に向けて）	
10日目	○／○（金）	◇担当患者のベッドサイド訪問および栄養評価	◇担当患者についてのアセスメント報告会・反省会	
		報告書の作成（実習施設，養成施設それぞれに報告書を作成し，提出する）		

注）□部分は〈給食の運営〉に関する実習

（公益社団法人日本栄養士会，一般社団法人全国栄養士養成施設協会：臨地実習及び校外実習の実際（2014年版），p.51，2014，一部改変）

(4) 事前学習

より充実した臨地・校外実習にするためには，十分な事前学習と準備が必要である。そのためには実習先の施設の特徴を把握し，その施設で何が学べるのか，そのために必要となる基礎的な事項について理解ができていなければならない。

1) 実習施設の理解

施設のホームページやパンフレット，先輩の実習報告書等から情報を収集する。病床数や入所者数，診療科目等から施設の規模や機能を把握するほか，施設の理念や目的，施設が力を入れて取り組んでいること等も確認する。

2) 医療人としての心構え

時間厳守，挨拶，言動，私語を慎むといった社会人のマナーはもちろんのこと，守秘義務等，医療人としての心構えを忘れてはならない。患者・利用者とのかかわり方や注意点について考え，実習前の段階でしっかりと身につけておく。とくに，患者・入所者は，病気療養中で体調や気分がすぐれない場合があるので，体調に配慮しながら接しなければならない。また，患者・入所者やその家族からの質問や依頼等があった場合は，自分は実習生であることを伝え，速やかに実習施設の指導者か職員に連絡をする必要があることを認識しておく。

【事前に確認する内容】

a. 病棟訪問，ベッドサイド訪問時の注意点
b. 患者・入所者の情報の取り扱い方
c. 病棟入室時，訪問時の態度
d. 患者・入所者への配慮
e. 実習生としての対応および「ほう・れん・そう」（報告・連絡・相談）について

3) 実習科目別の事前学習

❶ 臨地実習「臨床栄養学」として実習する場合

a. 診療報酬制度，介護保険制度等の関連法規について理解する。
b. 栄養食事指導料の算定要件等を覚える。
c. 集団栄養食事指導，個人栄養食事指導のメリット・デメリットを理解する。
d. 栄養食事指導の媒体の種類や特徴を調べる。
e. 臨床検査項目の基準値を覚える。
f. 肥満，糖尿病，脂質異常症，高血圧症等の疾患の定義や最新の診療ガイドラインを調べる。
g. 疾患の病態や状態と臨床検査項目を結びつけて覚える。
h. 栄養補給方法を理解する。
i. 摂食・嚥下障害の食事や軟食，術後の食事について，整理をして理解を深める。
j. 栄養必要量の算出方法を調べ，実際に算出できるようになる。

k. 身体計測の計測方法について調べ，実際に行えるようになる。
l. 問題志向型システム（POS；problem oriented system）に基づき，栄養管理の記録方法を覚え，実際に記録できるようになる。

❷ 臨地実習「給食経営管理論」として実習する場合
a. 入院時食事療養制度，介護保険制度を調べ，算定要件を覚える。
b. 日本人の食事摂取基準を理解する。
c. 病態と食事基準（栄養管理）の方針を理解する。
d. 大量調理施設衛生管理マニュアル等，衛生管理に関連する法令を覚える。
e. 発注・納品・検収・保管・調理・配食および食数・食材管理の一連の流れを理解する。
f. 電子カルテシステム，オーダリングシステム等の食事オーダーシステムを理解する。
g. 嗜好調査や摂取量調査の手法や解析の方法を整理し，実施できるようになる。
h. 大量調理で使用する機器の名称や特徴を覚える。
i. クックチル等の調理方法について整理し，理解する。
j. 適温配膳の方法や機器について整理し，理解する。
k. インシデント，アクシデント等，リスクマネジメントに関する用語を理解する。

❸ 校外実習「給食の運営」として実習する場合
a. 衛生管理の目的を考える
b. 大量調理施設衛生管理マニュアル等，衛生管理に関連する法令を覚える。
c. 衛生管理の方法を調べる
d. 発注・納品・検収・保管・調理・配食および食数・食材管理の一連の流れを理解する。
e. 献立作成の手順，廃棄率の計算や調味濃度の基本を整理し，理解する。
f. 調理や盛り付け時の注意点を考え，手技を練習する。
g. 大量調理で使用する機器の名称や特徴を覚える。
h. クックチル等の調理方法について整理し，理解する。
i. 適温配膳の方法や機器について整理し，理解する。

（5）実習のポイント・研究課題
1）実習のポイント
　臨地実習では学内の学習と管理栄養士の実際の業務を関連づけて理解することが目的である。それぞれの業務が「何のために？」「どういう基準・根拠で？」「どうやって？」行われているかを学びとらなければならない。そのためには実習のポイントを事前に整理し，理解した上で，実習に臨む。

2）実習科目別のポイント
❶ 臨地実習「臨床栄養学」として実習する場合
ⅰ．集団栄養食事指導
a．指導当日までに，自分で栄養食事指導の内容を計画し，指導媒体についても考えておく。
b．患者・入所者の様子を見て，自分が想像した患者・入所者像と比較する。
c．「管理栄養士として」「対象者（患者・入所者）として」，二つの視点をもって指導を見学する。
d．管理栄養士の指導内容や指導方法から対象者との接し方，時間配分，専門用語の使い方等を学ぶ。
e．栄養食事指導の見学後，自分が計画した指導内容と照らし合わせ，問題点や改善点を考える。

ⅱ．個人栄養食事指導
a．対象となる患者・入所者の情報収集について考える。
b．指導当日までに，患者・入所者の情報を収集して，自分で指導内容・方針を考える。
c．患者・入所者の様子を見て，自分が想像した患者・入所者像と比較する。
d．患者・入所者や家族の発言や表情等からその気持ちを推しはかる。
e．栄養食事指導の報告書をSOAP方式で作成する。
f．複数の指導を見学し，指導内容や指導方法の違いに気づく。

ⅲ．カンファレンス・回診等チーム医療
a．カルテから患者・入所者の情報を収集し，栄養管理に必要な情報を抽出する。
b．検査項目やデータから推測されることを考え，栄養アセスメントを行う。
c．自分で栄養管理計画を立案してみる。
d．自分の栄養管理計画と実際の栄養管理計画と照らし合わせ，栄養管理計画立案の考え方を理解する。
e．理解できなかった専門用語はメモに控え，調べてまとめる。
f．管理栄養士の発言・行動について，その意図を考える。
g．管理栄養士に求められる知識や必要となる能力を知る。
h．他の医療職の役割やチーム医療の重要性を知る。

ⅳ．ベッドサイド訪問の準備
a．ベッドサイド訪問の目的を把握する。
b．患者・入所者の栄養補給方法や食事内容等，必要な情報を確認する。
c．患者・入所者の栄養アセスメント（必要量や充足率の算出等）を行ってみる。

ⅴ．ベッドサイド訪問
a．患者・入所者の様子を見て，自分が想像した患者・入所者像と比較する。

b. 管理栄養士と患者・入所者の会話をメモして，どのような情報が得られたか，整理してみる。
c. ベッドサイド訪問記録を作成してみる。
d. 管理栄養士の患者・入所者への接し方や話し方を学ぶ。

❷ 臨地実習「給食経営管理論」として実習する場合

ⅰ．献立管理

a. 約束食事箋を見て，病態と食事療法の関連性を結びつける。
b. 献立の展開を見て，どのように献立が展開されているか理解する。
c. 食種と，対象となる患者・入所者の疾患や病態を結びつけて理解し，まとめる。
d. 自分で実際に献立を展開してみる。
e. アレルギーや個別対応食は，対応が必要な理由を理解し，カルテ等から対象者の状況を把握する。
f. 対象者の状況を把握した上で，献立作成における工夫点や配慮について理解する。

ⅱ．衛生・安全管理

a. 根拠・目的を理解した上で，衛生管理業務（測定，記録）を実際に行ってみる。
b. 測定から記録までの一連の衛生管理業務の流れを学ぶ。
c. 記録の活用や保管について学ぶ。
d. 調理従事者等への衛生・安全教育について学ぶ。

❸ 校外実習「給食の運営」として実習する場合

ⅰ．調理室内での調理・盛り付け作業

a. 献立を確認して，作業上の注意点を考える。
b. 事故防止を意識して作業を行う。
c. 料理と使用する厨房内の機器を照らし合わせ，活用法を学ぶ。
d. 厨房機器の特徴を踏まえて使用する。

3）研究課題

臨地実習に際し，実習前の準備の段階で自分の実習テーマとなる学習目標（知りたいこと，見たいこと）を明らかにしておき，自分で課題を見つけ，解決する方法を考え，行動することが求められる。

「実習テーマ」「なぜ，そのテーマを設定したのか。自分にとっての実習の目的」「研究課題」「課題達成のための事前準備」「課題達成のために何をするのか」等についてまとめ，研究課題は，学内，実習施設側から指定されたものでなく，各自が課題内容を考え，実習に臨む。学内での学習を発展させた実践活動の場を取り入れた課題とする。

研究課題は，実習開始前に実習施設の管理栄養士に説明・提出ができるように，研究課題に対する自分の考えや意欲を明確にしておく。

研究課題の例を表Ⅱ-1-5に示す。

表Ⅱ-1-5　臨地実習「臨床栄養学」研究課題（例）

1. 研究課題名
   栄養ケアマネジメントの流れについて
2. 具体的な実習内容
   ・担当患者を決め，栄養アセスメントに基づく栄養管理計画の立案，実施，モニタリング，評価を行う。
   ・栄養管理の記録の作成
3. 研究課題から得たいこと
   一連の栄養ケアマネジメントを体験することにより，一人の患者を総合的に見ることができるようになりたい。また，栄養管理の記録を作成し，添削を行っていただき，記録の実際を学習したい。これらのことから，管理栄養士に求められる知識やスキルを知りたい。さらに，この課題を通じて，自分に不足するものを知り，今後の学生生活で身につけたいと考える。

❶　実習テーマ

自分が実習を通して何を経験し，何を学びたいかの一番大きな目標である。実習を終える時にどのような自分になっていたいのかを考えて実習のゴールを設定する。

【例】

a. 病院では，管理栄養士が患者とどのようにかかわり，疾病の治療に携わっているのかを知る。
b. 病院で管理栄養士に求められている能力が何かを知る。
c. 医療現場での栄養管理や栄養評価の実際や，栄養食事指導の実際を知る。

❷　テーマを設定の理由，実習の目的

実習で学びたいことを明確化する。何を学びたいのか。なぜそれを学びたいのか。

【例】

a. 「臨床栄養学」で学んだことを医療現場で身をもって経験し，さらに学習を深めたい。
b. 今まで学んできたことや，自分の管理栄養士像と医療現場での実際との相違点を把握したい。

❸　研　究　課　題

実習テーマを達成するための具体的な研究課題を設定する。

【例】

a. 栄養サポートの一連を経験し，患者の様子や他の医療職とのかかわり方，協力体制について理解し，必要なスキルについて考察する。
b. モニタリングの項目や期間について，実際にどのように実施されているかを

c. 栄養食事指導において，どのように患者とコミュニケーションをとっているか。また，時間の使い方や情報収集の方法，患者とのやりとりを知る。
d. チーム医療の中での管理栄養士の役割と他職種との連携について知る。情報の共有の方法や，電子カルテの実際を知る。

❹ 課題達成のための方法
課題達成のために実習期間中にどのような行動をとるのか。

【例】
a. NST回診やカンファレンスを見学して，管理栄養士がどのような情報をもって参加し，どのような場面で意見を述べているのかを見る。
b. ベッドサイド訪問に同行し，看護師や他の医療職との情報交換や，病室での患者とのかかわりを見る。
c. カルテ（電子カルテ）を見て，どのような情報が書かれているかを知る。

　実習最終日もしくは実習終了後には，研究課題をまとめ，実習施設の管理栄養士にその成果を発表・報告し，コメントをもらう。そのことで問題点や改善点が明らかになる。さらに，どの程度，研究課題を達成することができたのか，その取り組みの評価を行う。達成できなかった部分は，何が足りなかったのか，どうして達成できなかったのかを検討することが大切である。

（6）実習ノートの記載

　実習ノートは，臨地実習で得たこと，学んだこと，不十分なことをまとめるものであるので，それらを意識して記載する。さらに，臨地実習の振り返りを行うための資料として活用することができるため，実習後の学びに役立てることも念頭におき記載する。
　まずは，日程表を見て実習内容を把握し，とくに「知りたいこと」「見たいこと」「経験したいこと」「理解を深めたいこと」を当日の朝までに記載する。さらに，実習を通じて学内の授業・実習で学んだことが，「どのように業務とつながっていたか」「実習で学べたこと，気づいたこと」「自分に不足していたこと」を記載する。「知識の統合」を図るためには，常に「学内の授業・実習」が「実践の活動の場（実習施設）」でどのように行われていたのかを意識して記載するとよい。現時点での自分の知識やスキルの状況を知り，「今後どうすればよいのか」または「解決のためにしたこと」も記載する。加えて，「本日の目標」で記した項目に対しての自分の達成度や評価を明確にする。例えば，「〇〇までは理解できていた」「××が不十分であり，実習後××について調べた」と記すとよい。
　臨地実習ノート1日分の参考例を示す（表Ⅱ-1-6）。

表Ⅱ-1-6　臨地実習ノート（例）

〈第　　日〉○○年×月△日（▲）	開始　　時　　分	終了　　時　　分

本日の目標

・衛生管理業務の実際を学ぶ，行う
・献立の展開を理解する
・患者との接し方を見る（患者と接する）
・栄養食事指導報告書をSOAP方式で記載する

実習内容	【午　前】	【午　後】
	衛生管理業務（食材の検品・検収） 調理業務（特別治療食の盛り付け） 　→　主食の計量，副菜の計量	ベッドサイド訪問 　→　摂食状況の聞き取り 個人栄養食事指導の見学 　→　2型糖尿病・継続指導

気づいたこと・理解を深めたこと・今後の課題

《衛生管理業務》
　実際に業者の納品に立ち会い，食材の検品・検収作業を見学した。事前に大量調理施設衛生管理マニュアルを調べ，大学での授業内容の復習を行った。書類の様式は病院独自のものであったが，記載項目は学内の授業で学んだものと同じであった。限られた時間の中で，適正にかつ的確に検品・検収作業を行うには，作業の流れや基準（マニュアル）を把握しておくことが必要であると感じた。

《調理業務》
　特別治療食の盛り付けを行った。エネルギーコントロール食を担当した。1,200kcalから2,200kcalの食種が展開されていた。献立を確認した時には理解しづらかったのだが，それぞれの食種の盛り付け作業を通して，主食や主菜の量が異なることがわかった。このことにより，エネルギーが1,200kcalから2,200kcalまで展開されていることがつかめた。展開食のポイントがわかったので，ぜひ，自分でも献立を展開してみたい。

《ベッドサイド訪問》
　訪問の前にカルテを見せてもらった。多くの情報があり，必要な情報を選択する難しさを感じた。短時間で管理栄養士の先生は必要な話を聞いていた。訪問目的を明確にしておくことの重要性がわかった。また，患者さんと話す時にはかがんでお話しており，目線を患者さんと合わせていた。実際に患者さんと話をさせて頂いたが，緊張してうまく話すことができなかった。また機会があれば話をしてみたい。

《個人栄養食事指導の見学》
　事前にカルテを確認し，情報収集を行った。検査値から患者のアセスメントをすぐに行えなかったので，検査値についてもっと勉強し，アセスメントできるようになりたい。また，見学を通じて栄養食事指導への意欲等，検査値では示せないものがあることがわかった。対象者に合った栄養食事指導を行うためには，総合的にアセスメントすることが重要であると感じた。栄養食事指導報告書の記載を行ったので，管理栄養士の先生の報告書と見比べてみたいと思う。

(7) 実習の評価

　実習終了後に，実習施設の指導者による評価が行われる。これらは学生に求める「実習生の姿」である。実習前に学生自身が内容を把握し，意識して実習に臨むことが大切である。

　実習評価表の参考例として評価項目の基準を示す（表Ⅱ-1-7）。

(8) 実習の自己評価・学びの確認

　実習終了後に学生自身による自己評価を行う。この評価は，実習施設の指導者による評価とは内容も目的も異なる。臨地実習を通して自分自身を客観的に見直す機会とする。自己評価の結果から，評価の低い項目の原因や問題点を自分自身で振り返り，改善策を検討することが重要である。この評価を行うことにより，実習の学びの確認や自分の学習の到達度を明確にし，今後の学習目標を設定することにつながる。

　実習後だけでなく実習前，実習中に確認し，評価基準の「4（優れた到達レベル）」，「3（良好な到達レベル）」に該当するよう取り組むことが望ましい。

　自己評価項目とその基準の参考例を示す（表Ⅱ-1-8）。

(9) 今後に向けて

　実習施設での管理栄養士の業務を振り返りながら，学内での授業を復習し，知識の統合を図る。

　また，実習期間中にすべての管理栄養士の実践の場を学ぶことができるとは限らない。実習では学ぶことができなかったことや不足していたこと，改善点等を明らかにし，今後につなげていくことまでが「臨地実習」の学習である。

　実習の到達度が不十分な内容について，「なぜ，学ぶことができなかったか」，「どうすればよかったのか」を分析する。実習前の学習不足なのか，実習中の意識が不足していたのか等，その理由（問題点）を考える。つまり，その理由が改善点であり，今後の学習の方法となる。

　今後に向けた学習の考え方をフローチャートで示す（図Ⅱ-1-1）。

　今後の学習の方法としては，以下のようなことが考えられる。

a. 法令・制度等，自分で調べることができるものの知識が不足していたものは，学内での授業を復習し，知識の定着を図る。
b. 他の学生の実習ノートや資料を見て学ぶ。同じ実習内容であっても，「気づくこと」が異なる。自分では気づけなかったことを見つけ，学ぶことにつながる。
c. 実習内容の情報交換や実習報告会（事後報告会）により，他の実習施設の実習内容から「気づくこと」がある。例えば，衛生管理業務の方法が必ずしもすべ

表Ⅱ-1-7 臨地実習（介護老人保健施設）ルーブリック（この科目の評価項目・評価基準）実習指導者用

	4 （優れた到達レベル）	3 （良好な到達レベル）	2 （最低限の到達レベル）	1 （努力が必要）
実習前の学習	学内の授業の復習を行い、実習のポイントを把握していた。知りたいこと、見たいことを明らかにしていた。	学内の授業の復習を行い、実習のポイントを確認していた。	実習のポイントを確認していた。	事前学習を行っていなかった。不十分であった。
実習に対する積極性	自発的に質問や考えを示していた。自分で考えて行動していた。	自ら質問や考えを示す意欲は感じられたが、行動には移せていなかった。	質問や問いかけに対して反応はあるが、自発的な発言は少ない。促されてから行動していた。	質問や問いかけに対して、反応や自発的な発言があいまいであった。
挨拶・服装・言動	自ら服装や言動に注意していた。施設スタッフや入所者に対し、積極的にコミュニケーションを図っていた。	服装や言動に注意していた。施設スタッフや入所者に対し、積極的に声がけをしていた。	服装や言動に注意していた。最低限の挨拶を行っていた。	服装や言動で気になる点があった。相手から先に挨拶をされてから、挨拶をしていた。
持ち物	指定したもののほかに、必要と考えるものを持参していた。	指定したものは持参していた。持ち物の確認を自ら行っていた。	指定したものは持参していた。	指定したものを忘れた。
課題発見から問題解決への取り組み	自ら課題を見つけ、問題解決のための取り組みを行った。	自ら課題を見つけることはできたが、問題解決への取り組みが不十分であった。	課題の発見はできたが、問題解決への取り組みが行えなかった。	課題の発見ができていなかった。

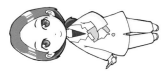

表Ⅱ-1-8　臨地実習（介護老人保健施設）ルーブリック（この科目の評価項目・評価基準）学生用

	4（優れた到達レベル）	3（良好な到達レベル）	2（最低限の到達レベル）	1（努力が必要）
実習前の学習	学内の授業の復習を行い、実習のポイントを把握した。知りたいこと、見たいことを明らかにして、実習に臨んだ。	学内の授業の復習を行い、実習のポイントを確認した。	実習のポイントを確認した。	事前学習を行わずに、実習に臨んだ。学習が不十分であった。
実習に対する積極性	自発的に質問や考えを示した。周りの状況を見て、自分から行動した。	質問や自分の考えがあったが、行動には移せていなかった。	質問や問いかけに対して返事はしたが、自発的な発言が少なかった。促されてから行動した。	質問や問いかけに対して、反応があいまいであった。
実習内容の振り返り	帰宅後に、当日の実習内容を振り返り、内容をまとめた。疑問点を調べ、勉強不足な箇所）の学習を行った。	帰宅後に、当日の授業の復習を行い、内容を確認した。疑問な点や疑問点を調べた。	帰宅後に、当日の実習内容を振り返り、内容をまとめた。	当日に実習内容の振り返りができなかった（提出が遅れた）。
挨拶・服装・言動	服装や言動に常に注意し、施設スタッフや入所者に対し、積極的に声かけ、コミュニケーションを図った。	服装や言動に気をつけた。施設スタッフや入所者に対し、積極的に声かけができた。	服装や言動に注意をした。自分から先に挨拶ができた。	服装・言動を意識できなかった。相手から先に挨拶をされ、自分から挨拶ができなかった。
持ち物	数日前から忘れ物がないように確認に努めた。指示されたもの以外に、必要と考えるものを持参した。	忘れ物がないように事前に確認し、準備ができた。	指定されたものは持参した。	指定されたものを忘れた。

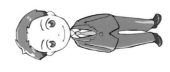

ての実習施設が同じとは限らない。自分の実習施設以外の状況を知り，同じ業務であっても施設による方法や対応の違いを理解する。その際に，各施設の特徴を踏まえることが重要である。

今後の学習方法を検討し，実際に行った後，再度，実習の到達度を確認する。問題点が解決されたかどうかを評価すること。解決されていない場合には，再度，改善点を検討し，問題が解決されるまで学習を継続する。

また，学生生活の中で常に「気づき」と「課題発見と解決」については，実習後も意識して過ごし，早めに身につけておくことが望ましい。

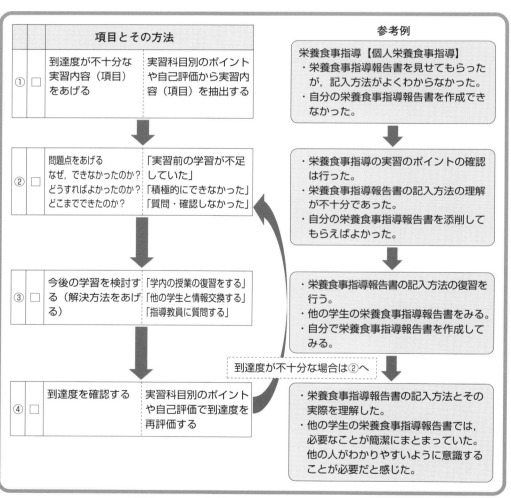

図Ⅱ-1-1　今後の学習～フローチャート～

参考文献

- 公益社団法人日本栄養士会,一般社団法人全国栄養士養成施設協会:臨地実習及び校外実習の実際(2014年版),2014
- 寺本房子,渡邉早苗,松崎政三編著:医療・介護老人保健施設における臨地実習マニュアル 臨床栄養学 第6版,建帛社,2020
- 藤原政嘉,田中俊治,赤尾正編集:臨地実習・校外実習ハンドブック―より深い学びのために,みらい,2014
- 本田佳子,土江節子,曽根博仁編:栄養科学イラストレイテッド 臨床栄養学 基礎編,羊土社,2014
- 木戸詔子,福井富穂編:臨地・校外実習のてびき 第2版,化学同人,2010
- 前田佳予子,高岸和子編著:四訂 臨地実習ガイドブック,建帛社,2019

2．社会福祉施設（高齢者福祉施設）

（1）概論・実習の考え方

　要介護状態の高齢者に低栄養状態の者が多く出現していることは，広く知られている。低栄養状態は，免疫機能の低下や感染症の誘発を引き起こす等，高齢者の自立した生活を困難にし，さらには予後に左右する重要な因子の一つである。食事中に，認知症に伴う行動・心理状態が出現することにより，体重減少をきたす等，栄養状態の低下を引き起こすとの報告もあり，近年，認知症高齢者特有の食事中の徴候・症状と低栄養状態との関連が報告されている。介護保険施設では，「食べること」の支援を通して低栄養状態の予防・改善と，利用者の自己実現を目指す，管理栄養士による栄養ケアマネジメントが実施されている。

　管理栄養士は，施設入所者が認知機能や摂食・嚥下機能の低下等により食事の経口摂取が困難になった場合でも，自分の口から食べる楽しみを得られるように多職種協働で支援を行っている。高齢者福祉施設の実習に際しては，管理栄養士の重要な業務の一つの，栄養ケアマネジメントの基本構造を理解して実習に臨む必要がある。

　「臨床栄養学」「給食経営管理論」「給食の運営」の各実習を通して，管理栄養士業務が多岐にわたることを知り，管理栄養士の役割と重要性について学ぶ。

（2）実習の目的・目標

1）臨地実習「臨床栄養学」として実習する場合

　「臨床栄養学」では，高齢者施設で実施されている栄養ケアマネジメントを中心に栄養管理全般について実習し，栄養評価・判定に基づく適切なマネジメントを行うために必要な専門知識および技術の統合を図ることを目的とする。

a．栄養ケアマネジメントは，多職種連携のもと実施されていて，PDCAサイクルが導入されていることを理解し，実習する。

b．管理栄養士は，栄養ケアマネジメントに組み込まれている評価結果に基づいたサービスの継続的な品質改善活動（CQI）に取り組むマネジメント手法（p.58，コラム：継続的な品質改善　参照）を活用して高齢者の栄養管理を実践していることを学ぶ。

c．入所者の特性の理解は重要であり，認知症関連の徴候・症状等を含めた心身の状況や摂食・嚥下機能の評価等，管理栄養士は心身の状態を多角的に把握していることを学び，評価する方法を実習する。

d．食事・栄養管理にかかわる介護報酬に関するマネジメントの視点を理解する。

e．高齢者施設の食事・栄養管理に対する管理栄養士の役割に気づく。

STEP UP 継続的な品質改善 (Continuous Quality Improvement ; CQI)

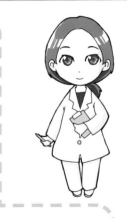

　継続的な品質改善活動（CQI）とは，アウトカム重視型のモニタリングシステムであり，提供しているサービスの品質について，PDCAサイクルを用いて継続的に改善する活動をさす。この，継続的な品質改善活動（CQI）は，介護保険施設で導入されている栄養マネジメントの実務のうち，モニタリングの実施にCQI活動が位置づけられており，管理栄養士は，栄養ケアマネジメントの根拠に基づいたCQI活動を推進する役目を担っている。具体的には，業務上の問題を抽出し，改善目標を設定し，PDCAサイクルに基づき品質を改善するための活動を展開する。

2）臨地実習「給食経営管理論」として実習する場合

　「給食経営管理論」では，個々人に対する栄養ケアマネジメントを実施するにあたり，給食管理業務のマネジメントがどのように実施されているのかを学ぶ。また，経営資源を活用して給食運営を総合的にマネジメントできるよう視野を広げると同時に，特定の業務について実習を通して探求し，専門知識および技術の統合を図ることを目的とする。

a. 個々人の栄養管理計画と給与栄養目標量を考慮した献立計画の立案の実際を実習する。
b. 施設の入所者特性に応じた，栄養・食事計画の立案と評価方法の実際を実習する。
c. 購買計画や原価管理のチェックポイントを学ぶ。
d. 施設の経営管理への参画の状況やマーケティング手法を用いた経営戦略の実際について学ぶ。
e. 従業員に対する教育・訓練の方法や計画立案の考え方を学ぶ。
f. 安全・衛生管理や危機管理における予防対策の実際を学ぶ。
g. 高齢者施設の給食経営管理に対する管理栄養士の役割に気づく。

3）校外実習「給食の運営」として実習する場合

　「給食の運営」では，給食の運営に必要な基本的な業務（給食費，献立作成，食材管理，食材発注，検収，食数管理，調理業務，配膳等）の実習を行う。大量調理の特性と留意点等を学び，献立の立案から配膳に至るまでの衛生管理を含めた生産管理の一連の流れについて，体験を通して学習する。コンピュータシステムを利用した給食システムの運用について実習し，給食における事務管理の方法や効率化等，幅広く学ぶ。

(3) 実習の内容
1) 臨地実習「臨床栄養学」として実習する場合
a. 利用者の心身の状況や栄養状態,病状,日々の過ごし方や潜在的な希望等を把握して,個別支援計画に基づいた栄養管理計画の作成,実施,評価の方法について体験実習する。
b. 個別支援計画の総合的なマネジメントの考え方を理解し,リスク保有者の栄養状態の評価・判定,栄養補給,食の自立支援,栄養教育,評価の方法や記録方法等について学習する。
c. 利用者への対応や他職種との連携を図るために,コミュニケーション技法を学習する。
d. 施設給食の特質を学習し,食事サービスの総合的なマネジメントについて実習する。

2) 臨地実習「給食経営管理論」として実習する場合
a. 栄養・給食業務の総合的マネジメント業務の運営方針と業務目標を設定する。
b. 各種業務の企画・立案,業務の運営にかかわる会議の企画と運営について体験実習する。
c. 人事および労務管理や人材育成,職場教育について理解する。
d. 栄養部門における運営経費の把握と経営管理他部門および他職種との連絡調整について学習する。
e. アウトソーシング,リスクマネジメントの実際,調査・研究等について学習する。

3) 校外実習「給食の運営」として実習する場合
a. 実習施設の組織や運営の特徴,給食施設の特質,給食の目的,目標等を理解する。
b. 給食業務の基本的な流れや福祉施設給食の特徴を把握する。
c. 献立作成および栄養価算定,食材管理,調理(盛り付け,配膳を含む),衛生管理等給食の基本業務を理解する。

臨地実習「臨床栄養学」と校外実習「給食の運営」を組み合わせて2単位の実習を行う場合の例を示す(表Ⅱ-2-1)。

(4) 事前学習
「臨床栄養学」や「給食経営管理論」は,理論だけではなく実践を伴う学問であり,人を対象とした管理栄養士の実践活動の場で学ぶのが臨地実習である。事前学習に取り組むことは,実習の不安を解消することにもつながる。

実習施設が決定した後には,基本事項(表Ⅱ-2-2)を確認・整理・理解し,同じ施設へ実習に行くメンバー間で打ち合わせや勉強会を行う。また,実習内容

表Ⅱ-2-1　臨地実習「臨床栄養学」＋校外実習「給食の運営」（福祉施設）2単位（90時間）の例

日程	月　日	実習内容 午　前	実習内容 午　後	備　考
	○／○（　）	◇オリエンテーション[1]		1）実習概要・実習目標・注意事項・自己紹介等
1日目	○／○（月）	◇部門内，関連部署への挨拶 ◇施設の概要と特徴説明 ◇施設の見学	◇講義：栄養部門業務の概要	
2日目	○／○（火）	◇高齢者給食の献立の成り立ち ◇配膳作業の見学	◇嚥下食作成作業の見学と盛り付け補助	
3日目	○／○（水）	◇食品の発注・検収 ◇作業管理 ◇配膳作業への参加	◇栄養食事指導やベッドサイド訪問の準備 ◇盛り付け実習	担当入所者を決める
4日目	○／○（木）	◇衛生管理の実習	◇担当入所者の摂食量調査	
5日目	○／○（金）	◇担当入所者の栄養必要量の判定 ◇盛り付け・配膳作業	◇担当入所者の摂食状況調査・栄養評価・栄養管理計画作成 ◇食事オーダー・食数の管理	中間的な反省会
6日目	○／○（月）	◇給食・施設内におけるコンピュータシステムの研修	◇入所者訪問の準備	
7日目	○／○（火）	◇食事介助の見学と観察記録	◇担当入所者訪問	
8日目	○／○（水）	◇食事介助の見学と観察記録	◇担当入所者の栄養管理計画の確認と点検 ◇食事オーダー問い合わせへの対応	
9日目	○／○（木）	◇ADL評価の基礎と実習	◇ケースカンファレンス ◇食事の温度管理（適温給食に向けて）	
10日目	○／○（金）	◇担当入所者のベッドサイド訪問と食事介助	◇担当入所者についてのケーススタディ・反省会	
		報告書の作成（実習施設，養成施設それぞれに報告書を作成し，提出する）		

注）☐部分は〈給食の運営〉に関する実習

（公益社団法人日本栄養士会，一般社団法人全国栄養士養成施設協会：臨地実習及び校外実習の実際（2014年版），p.54，2014，一部改変）

表Ⅱ-2-2 実習に必要な基本事項

施設の概要	施設の概要と特徴，介護保険制度等の利用者制度等の関係法規，介護保険施設の種類，管理栄養士の配置規定
栄養・食事管理	栄養ケアマネジメント，食事摂取基準，摂食・嚥下，嚥下ピラミッド，高齢者の特徴，栄養管理報告書，給与栄養目標量，食品群別加重平均成分表
介護報酬	栄養マネジメント強化加算，経口移行加算，経口維持加算，療養食加算，栄養改善加算ほか
栄養補給法	経口栄養，経腸栄養，経静脈栄養
組織・人事管理	経営組織（ライン組織，ラインアンドスタッフ組織，ファンクショナル組織等），職場外研修，職場内研修，雇用形態
生産管理	調理システム（クックサーブ，クックチル，クックフリーズ，真空調理），品質管理，購入計画，廃棄率，発注係数，標準化
施設・設備管理	ゾーニング，ドライシステム，保守管理，予防保全，食器の種類と材質，調理機器の名称と分類
安全・衛生管理	HACCP，食中毒菌の種類と特徴，一般衛生管理プログラム，作業区域別の作業内容の衛生管理基準と使用機器，検食
会計管理	給食費，原価管理，財務諸表，損益分岐点，ABC分析
経営管理	委託契約方式，顧客満足，マーケティング
事故・災害対策	インシデント，アクシデント，災害対策，非常食

は，臨地実習報告会の資料や，先輩から情報を収集する等してあらかじめ把握し，予習や必要に応じて予備練習を行う。基本事項の確認後は，実習に向けて，研究課題のテーマ設定を行い，文献や資料を収集する等の準備を行う。

（5）実習のポイント・研究課題

1）実習のポイント

高齢者施設における管理栄養士業務が多岐にわたることや役割と重要性について，「臨床栄養学」「給食経営管理論」と「給食の運営」のそれぞれの実習を通して学ぶ。

❶ 栄養ケアマネジメント

a. 高齢者の特性を理解する。
b. 栄養ケアマネジメントの意義と流れを理解する。
c. 病態や症状と臨床検査値を照らしあわせる。
d. スクリーニング，アセスメント，モニタリング項目を確認する。
e. 栄養管理計画の個別性に着目する。

f. 継続的な品質改善活動と効果について学ぶ。
g. 他職種との連携内容と相互のコミュニケーションをどのようにとっているかを学ぶ。
h. 管理栄養士の役割を列挙する。

❷ 栄養・食事計画

a. 栄養必要量の算定方法を理解する。
b. 摂食・嚥下機能に対する栄養・食事計画について内容をまとめる。
c. 療養食対象内容と人数等をまとめる。
d. 栄養補給法別の人数やマネジメント内容を調べる。
e. 喫食者ニーズ,メニュー,提供方法,サービスについて調べる。

❸ 経営・組織管理業務

a. 栄養部門の組織と管理栄養士の役割を調べる。
b. 雇用形態別に人材育成と研修計画をまとめる。
c. 給食の原価(食材費,人件費,消耗品費)と売上について考察する。
d. 在庫管理の効率化についてまとめる。
e. 食材の購入・発注とコンピュータシステムの活用について調べる。
f. 顧客満足向上の取り組み,嗜好調査等の情報収集とデータ分析を行う。
g. マーケティングの理論が,給食経営にどのように活用されているのか考察する。

❹ 生産管理

a. 作業工程分析を行う。
b. 大量調理における標準化の方法を調べる。
c. 新調理法による献立を作成してみる。
d. 施設の発注係数と実態を比較してみる。

❺ 安全・衛生管理

a. 一般衛生管理プログラムの内容を調べる。
b. 作業区域別の作業内容の衛生管理基準と使用機器を整理する。
c. 衛生教育のプログラムを考えてみる。

❻ 事故・災害対策

a. インシデント・アクシデントレポートを集計し原因分析する。
b. 原因分析後,予防策を検討してみる。
c. 災害対策の内容と流れを整理する。
d. 非常食を用いた献立を作成する。

2)研究課題

❶ 高齢者福祉施設の研究課題例

a. 施設内での管理栄養士の位置づけと他部門との連携

b. 経営ビジョンと栄養部門の業務との関連
c. 栄養ケアマネジメントの継続的な品質改善活動とその効果
d. 認知症高齢者の徴候・症状と栄養管理の実際
e. 嚥下困難者に対する栄養ケアマネジメントの内容
f. 栄養部門における研修計画と人材育成
g. 個別性に配慮した食事形態の実際
h. 調理作業工程の効率化～経営管理の視点から
i. 喫食者のニーズの把握方法と分析
j. 喫食量向上を目的とした取り組み内容
k. 介護報酬に関するマネジメントの視点
l. 給食システムにおけるコンピュータシステムの活用と効率化
m. HACCPにもとづく給食の衛生管理の実際と課題
n. 一般衛生管理プログラムの実際
o. 調理作業における人員配置と作業管理～経営管理の視点から
p. インシデント・アクシデントレポートの分析と改善活動の実際
q. 嗜好調査，喫食調査（残食調査）の活用とQOL向上の取り組み
r. 食事環境整備の取り組み
s. 献立作成の工夫と展開食の実際

❷ 研究課題のテーマの決定や進め方

ⅰ．実習施設の概要と特徴を調べる　自分が実習する施設の特徴を理解するためには，実習施設での実習内容をあらかじめ確認しておく（先輩の実習報告会や，これまでの資料等がある場合等）。その上で，実習施設における管理栄養士の業務や役割を考えてみる。

ⅱ．これまで学んだ専門知識や技術の中から，関心をもったテーマとの関連を検討する　これまでの講義や実習の学びの中から，自分自身が気になるテーマを探してみる。講義や実習の教科書を復習し，興味・関心があった内容を深める。臨地実習を通して，実際にどういうことを経験したいのか・明らかにしたいのか等，実習施設との関連を検討する。その他，書籍，学会誌や雑誌等を読んで関心を深め，気になるテーマを広く探してみる。

ⅲ．情報を収集し整理し，研究計画を立てる　テーマが決まったら，実習施設やその他の施設において，どのような取り組みが行われているのか，どういうことが課題とされているのか等，情報を収集し整理する。情報を整理するにあたっては，同じ施設へ実習に行くメンバー間で勉強会をしたり，多くの情報を集めたりして，偏った研究課題にならないように注意することが重要である。研究計画は，関心のあるテーマについて焦点を絞って作成する。

(6) 実習ノートの記載

　実習ノートの記載にあたり，まずは実習内容を振り返ってみる。実習内容を振り返り，自身の実習態度を含めて見直すことが大切である。この際，「栄養管理計画の作成は難しくて大変だった」や「温度管理はきちんとできた」というのは，「感想」であって「振り返り」ではない。良し悪しについて評価する視点をもって実習ノートをまとめる（表Ⅱ-2-3）。

表Ⅱ-2-3　臨地実習ノート（例）

〈実習第4日〉　20〇〇年　〇月　〇日（〇）　実習生氏名：
〈本日の目標〉
・危機管理について，体制と取り組みの実際を学ぶ ・検収を実習し，管理事項について学ぶ

実習内容	【午　前】	【午　後】
	・朝礼 ・検収業務 ・ミールラウンド（食事の観察）	・危機管理体制についての講義とインシデントレポート事例の説明 ・課題： 　①インシデントレポートの集計と分析 　②インシデント事例の改善策の検討

本日の実習で気づいたこと，把握したこと

- 検収業務：検収室で原材料の納入に立ち会い，実習させていただいた。検収は，手際よく，品質，鮮度，品温の確認が行われていた。食材の品質や鮮度を判断できる能力が必要だと感じた。また，保管している納品業者の微生物および理化学検査結果や，納品時の帳票類も見せていただき，管理栄養士が管理する帳票類は栄養管理と給食経営管理の両方があり，種類も多様であることを改めて学んだ。保管漏れがないように，確認表で管理されていた。
- ミールラウンド：ミールラウンドは，実習1日目から毎日同行させていただいている。今日のラウンドでは，管理栄養士の〇〇先生と歯科衛生士の〇〇先生が，食事形態の変更があった方の食事の摂取状況の観察と調整のための打ち合わせをされていた。私は，経口維持加算の算定用件や支援内容について，整理が十分にできていなかったが，実習を通して理解することができた。あいまいな部分は，教科書で改めて確認をする必要性も感じた。
- 危機管理体制についての講義：管理栄養士の先生に，施設の体制について講義していただいた。管理栄養士は，事故を未然に防ぐための一つとして，日々のインシデント事例を分析し，改善策を検討していることを学んだ。改善策の検討は，実際の業務を理解した上で，具体的に問題点を抽出する作業であり，管理栄養士は業務全般を把握する必要があることに気がついた。研究課題として，インシデントレポートの集計と分析と，インシデント事例の改善策の検討について，取り組ませていただけることになった。

事前学習不足による知識や理解不足の場合は，実習内容に対する誤解を生む可能性が高い。実習ノートを記載するにあたって，不明な点や不確かな場合は実習指導者へ質問する等して，実習施設の意向とのズレがないように注意する。
　そして，実習ノートやメモ帳を紛失した際には，記録物の紛失という重大な事故になるため匿名性を保持することが重要である。実習中に持ち歩くメモ帳についても，記録の一つととらえる必要がある。メモ帳であっても，他者に読まれることを常に意識し，匿名性を保持して，ていねいな文体で記録する。
　実習ノート記載にあたり，留意すべき基本事項を以下に示す。

a. 読みやすい字でていねいに記載する。
b. 講義で学んだ専門用語を用いる。
c. 改行後は字下げする。
d. 句点や読点を適切につける。
e. 文章中の文体を使い分け，指定がない場合は，簡潔に常体の「である」で書く。
f. 事実と自分の想像や憶測とを区別する。

（7）実習の評価

　実習終了後には，実習指導者から評価を受ける。評価の内容はさまざまあるが，一例を表Ⅱ-2-4に示す。内容は，「学ぶ姿勢」，「社会人としての常識的な行動」「研究課題の設定」「課題発見と問題解決への取り組み」「ディスカッションや反省会への参加」「給食経営管理に関する専門知識と技術の統合」等，いずれも臨地実習を行うにあたって学生に求められる「実習生の姿」である。学生は，それぞれの項目の内容を実習前に確認し，優れたレベルの姿をイメージすることが重要である。これにより，実習中のあるべき姿を理解することで，事前準備を怠ることなく十分に行い，実習期間中も意識して行動することができる。結果として，自分自身にとってよりよい臨地実習につながるのである。

（8）実習の自己評価・学びの確認

　自己評価等により自分自身を振り返ることや，振り返りを通して他者の話を聞くことは，自分でも気がつかなかった長所や，見直すべき短所を具体的に把握できるよい機会になる（表Ⅱ-2-5）。

（9）今後に向けて

1）実習終了後，実習内容を整理する

a. 実習を通して習得した専門的知識と技術
b. 実習施設での気づきの内容

表Ⅱ-2-4　臨地実習（社会福祉施設（高齢者施設））ルーブリック（この科目の評価項目・評価基準）実習指導者用

項目	4（優れた到達レベル）	3（良好な到達レベル）	2（最低限の到達レベル）	1（努力が必要）
学ぶ姿勢	積極的に，明確な目的・目標をもって実習に臨む姿勢がみられる。	積極的に，目的・目標をもって実習に臨む姿勢がみられる。	目的・目標をもって実習に臨む姿勢がみられる。	目的・目標をもって実習に臨む姿勢がみられない。
社会人としての常識的な行動	実習施設の規範やルールだけでなく，自己の良心に従って行動ができる。	実習施設の規範やルールを理解し，社会人としてふさわしい行動ができる。	他者に迷惑をかけない行動をとることができる。	他者に迷惑をかけている。
研究課題の設定	実習施設に適した課題が設定されていて，複数の情報を整理したうえで，ふさわしい研究方法を用いた分析の視点を示している。知識と情報の整理ができている。	複数の情報を整理した上で，目的とテーマに沿った研究方法を用いて，分析の視点を示している。	目的とテーマに沿った研究方法を用いて，分析の視点を示している。	課題が実習施設に適していない。研究課題設定に際し，適切な知識と情報の整理ができていない。
課題発見と問題解決への取り組み	新たな課題を発見し，これまでに学修した専門知識や技術を柔軟に組み合わせて活用しながら問題を解決している。	課題を自ら発見して，これまでに学修した専門知識や技術を用いて問題解決に取り組むことができる。	与えられた課題に対して，それに応じた専門知識や技術を用いて問題解決に取り組むことができる。	与えられた課題に対して，問題解決に取り組む姿勢がみられない。
ディスカッションや反省会への参加	その場を進展させるような建設的な発言を行い，自ら積極的に発言することができる。	自ら積極的に発言することができる。	関連する発言はできる。	ディスカッションに加わらない。
給食経営管理に関する専門知識と技術の統合	実習前の給食経営管理に関する専門知識や技術と臨地実習で経験したさまざまな体験を体系的に関連づけて理解している。	実習前の給食経営管理に関する専門知識や技術と臨地実習で経験したことの共通点や一致しない点の原因を分析できている。	実習前の給食経営管理に関する専門知識や技術と臨地実習で経験したことの共通点や一致しない点を理解している。	臨地実習での体験を知識と結びつけていない。

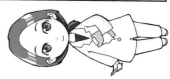

2. 社会福祉施設（高齢者福祉施設）

表 II-2-5　臨地実習（社会福祉施設（高齢者施設））ルーブリック（この科目の評価項目・評価基準）学生用

項目	4 （優れた到達レベル）	3 （良好な到達レベル）	2 （最低限の到達レベル）	1 （努力が必要）
学ぶ姿勢	積極的に、明確な目的・目標をもって実習に臨んだ。	積極的に、目的・目標をもって実習に臨んだ。	目的・目標をもって実習に臨んだ。	目的・目標をもって実習に臨む姿勢が欠けていた。
社会人としての常識的な行動	実習施設の規範やルールだけでなく、自己の良心に従って行動ができた。	実習施設の規範やルールを理解し、社会人としてふさわしい行動ができた。	他者に迷惑をかけないでいることができた。	他者に迷惑をかけた。
研究課題の設定	実習施設に適した課題が設定されていて、複数の情報を整理した上で、ふさわしい研究方法を用いた分析方法を示すことができた。知識と情報の整理ができた。	複数の情報を整理した。目的とテーマに沿った研究方法を用いて、分析方法を示すことができた。	目的とテーマに沿った研究方法を用いて、分析方法を示すことができた。	課題が実習施設に適していないか、研究課題設定に際し、適切な知識と情報の整理ができていなかった。
課題発見と問題解決への取り組み	新たな課題を発見し、これまでに学修した専門知識や技術を来歴に組み合わせて活用しながら問題を解決できた。	課題を自ら発見して、これまでに学修した専門知識や技術を用いて問題解決に取り組むことができた。	与えられた課題に対して、それに応じた専門知識や技術を用いて問題解決に取り組むことができた。	与えられた課題に対して、問題解決に取り組む姿勢に欠けていた。
ディスカッションや反省会への参加	その場を進展させるような建設的な発言を行い、自ら積極的に発言することができた。	自ら積極的に発言することができた。	関連する発言はできた。	ディスカッションに加わることができなかった。
給食経営管理に関する専門知識と技術の統合	実習前の給食経営管理に関する専門知識や技術と臨地実習で経験したこととのさまざまな体験を関連づけて理解できた。	実習前の給食経営管理に関する専門知識や技術と臨地実習で経験したこととの共通点や相違点の原因を分析できた。	実習前の給食経営管理に関する専門知識や技術と臨地実習で経験したこととの共通点や一致しない点を理解できた。	臨地実習での体験を知識と結びつけることができなかった。

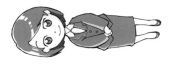

c. 問題解決への取り組み
d. グループや個人の研究課題の取り組みに関する報告
e. 実習時に起きたトラブルや注意されたこと
f. 管理栄養士・栄養士の仕事に関する感想
g. 実習施設の概況と特殊性（特徴）

2）実習の振り返りを行う

実習内容を整理した後，実習全体について振り返りをする。

実習を振り返る際には，実習時に体験した一つひとつの行動（業務）ではなく，実習全体をとらえることが重要になる。実習は，一つひとつの行動（業務）を単に体験することが目的ではなく，それらは一連の管理栄養士の業務の中の一つとしてとらえ，それらの行動（業務）の目的と管理栄養士の役割を理解する必要がある。

振り返りに際し，実習開始日から，すべての実習内容を振り返り，自身の実習態度を見直す。

振り返りとは，単なる感想ではない。実習を終えて，「私はこう感じた」や「私はこう思った」は，感想である。感想のみでは振り返りが浅く不十分である。振り返りでは，自分の感想以外に，自分自身が行った内容を評価することが必要となる。自分自身の行動は，あるべき姿である「目標」に対して，「効果的」であったかどうかを判断する必要がある。あるべき姿は，事前学習や実習指導者からの指導により学ぶことができる。

実習中は，実習指導者との関係も大切である。「ほう・れん・そう」（報告・連絡・相談）を活用し，実習してみて難しかった点や不明な点，不確かな場合は質問をしてみる。自分で教科書を調べればわかることは自分で調べ，グループのメンバーにも聞いてみる。それでもわからない点については質問をする。指導者から質問された場合，質問の意味が理解できないときにはもう一度確認して，誠意をもって考え答えるように努力する。わからないことは素直に伝え，わからないままで終わらせずに調べておくことを伝えて，次につなげる姿勢で臨む。

実習後の確認としては，図Ⅱ-1-1（p.54）のフローチャートを参照する。

参考文献

・杉山みち子：改正介護保険制度と栄養ケア・マネジメントに関する研究，栄養学雑誌，**65**（2），pp.55-66，2007
・田中和美，高田健人，大矢美帆子，杉山みち子，川久保清：介護保険施設における認知症高齢者の食事中の徴候・症状と栄養状態に関する研究．日本健康・栄養システム学会，**12**（2），pp.8-16，2012

●資料Ⅱ-2-1　介護保険施設等入所者の口腔・栄養管理の様式例●
1. 経口維持計画の様式例

氏名		性別 □男　□女	生年月日 　年　月　日	算定加算 □経口維持加算（Ⅰ） □経口維持加算（Ⅰ）及び（Ⅱ） 協力歯科医療機関名 （　　　　　　　　　　）
摂食・嚥下機能検査の実施 □水飲みテスト　□頸部聴診法　□嚥下内視鏡検査　□嚥下造影検査　□咀嚼能力・機能の検査　□認知機能に課題あり（検査不可のため食事の観察にて確認）　□その他（　　　　　）				検査実施日 　年　月　日

（1）経口による継続的な食事の摂取のための支援の観点
※ 当欄の項目に関しては，食事の観察および会議を月1回実施の上，記入してください。

食事の観察を通して気づいた点	
食事の観察の実施日：　年　月　日 食事の観察の参加者：□医師　□歯科医師　□管理栄養士/栄養士　□歯科衛生士　□言語聴覚士　□作業療法士　□理学療法士　□看護職員　□介護職員　□介護支援専門員	
①　口を開かない	□はい　□いいえ
②　食事をしながら，寝てしまう（傾眠）	□はい　□いいえ
③　食事に関する認知障害や意識障害がある（失認）	□はい　□いいえ
④　食事に関する注意力が低下している	□はい　□いいえ
⑤　噛まずに，次から次へと食べ物を口に運んでいる（実行機能障害）	□はい　□いいえ
⑥　食べ物をいつまでも飲み込まずに，噛んでいる	□はい　□いいえ
⑦　円背又は座位の保持が困難（まっすぐ座ることができない，前後左右に傾くなど）	□はい　□いいえ
⑧　下顎が上がりがちである	□はい　□いいえ
⑨　口腔内が乾燥している	□はい　□いいえ
⑩　口腔内の衛生状態が悪い	□はい　□いいえ
⑪　噛むことが困難である（歯・入れ歯の状態又は咀嚼能力等に問題がある）	□はい　□いいえ
⑫　固いものを避け，軟らかいものばかり食べる	□はい　□いいえ
⑬　口から食べ物や唾液がこぼれる	□はい　□いいえ
⑭　口腔内に食物残渣がある	□はい　□いいえ
⑮　食事中や食後に濁った声に変わる	□はい　□いいえ
⑯　一口あたり何度も嚥下する	□はい　□いいえ
⑰　頻繁にむせたり，せきこんだりする	□はい　□いいえ
⑱　食事の後半において，特によくむせる	□はい　□いいえ
⑲　全て食べ終わるまでに30分以上かかる	□はい　□いいえ
⑳　食事の摂取量に問題がある（拒食，過食，偏食など）	□はい　□いいえ
㉑　食事又はその介助を拒否する	□はい　□いいえ

多職種会議における議論の概要			
会議実施日：　年　月　日 会議参加者：□医師　□歯科医師　□管理栄養士/栄養士　□歯科衛生士　□言語聴覚士　□作業療法士　□理学療法士　□看護職員　□介護職員　□介護支援専門員			
経口による継続的な食事の摂取のための支援の観点	①食事の形態		□現状維持　□変更
	②食事の環境		□現状維持　□変更
	③食事の介助の方法		□現状維持　□変更
	④口腔のケアの方法		□現状維持　□変更
	⑤医療又は歯科医療受診		□現状維持　□変更
算定加算	担当職種	担当者氏名	気づいた点，アドバイス等
経口維持加算（Ⅰ）			
経口維持加算（Ⅱ）			
食事形態・とろみ ※日本摂食・嚥下リハビリテーション学会嚥下調整食分類2021やその他嚥下調整食分類等を参照のこと			

（2）経口維持計画
※ 栄養管理計画や施設サービス計画において記入している項目については，下記の該当項目の記入は不要です。

初回作成日（作成者）	年　月　日（　　　　　）		
作成（変更）日（作成者）	年　月　日（　　　　　）		
入所（院）者又は家族の意向		同意者のサイン	説明と同意を得た日 　年　月　日
解決すべき課題や目標，目標期間			
経口による継続的な食事の摂取のための対応	経口維持加算（Ⅰ）		
	経口維持加算（Ⅱ）		

2．栄養スクリーニング（施設）の様式例

氏名： 生年月日		男・女	要介護度
			特記事項

低栄養状態のリスクレベル

実施日	年　月　日	年　月　日	年　月　日
リスク	リスク：　低・中・高	リスク：　低・中・高	リスク：　低・中・高
記入者			
身　長	cm	cm	cm
体　重	kg	kg	kg
BMI	リスク：　低・中・高	リスク：　低・中・高	リスク：　低・中・高
体重減少率	リスク：　低・中・高	リスク：　低・中・高	リスク：　低・中・高
血清Alb	リスク：　低・中・高	リスク：　低・中・高	リスク：　低・中・高
食事摂取量	全体　　　　　　　％ （主　　％，副　　％） 内容： リスク：　低・中・高	全体　　　　　　　％ （主　　％，副　　％） 内容： リスク：　低・中・高	全体　　　　　　　％ （主　　％，副　　％） 内容： リスク：　低・中・高
栄養補給法	経口・経腸栄養・静脈栄養 リスク：　低・中・高	経口・経腸栄養・静脈栄養 リスク：　低・中・高	経口・経腸栄養・静脈栄養 リスク：　低・中・高
褥　瘡	無　・　有（リスク高）	無　・　有（リスク高）	無　・　有（リスク高）

【低栄養状態のリスクの判断】
　　上記のすべての項目が低リスクに該当する場合は「低リスク」
　　高リスクに一つでも該当する項目があれば「高リスク」
　　それ以外の場合は「中リスク」

3．栄養アセスメント・モニタリング（施設）の様式例

氏名：		男・女	要介護度	
生年月日			病名・特記事項	
身体状況, 栄養・食事に関する意向			家族構成とキーパーソン	

<table>
<tr><th colspan="2">実施日</th><th></th><th></th><th></th></tr>
<tr><th colspan="2">本人の意欲</th><td>よい　普通　よくない
5・4・3・2・1</td><td>よい　普通　よくない
5・4・3・2・1</td><td>よい　普通　よくない
5・4・3・2・1</td></tr>
<tr><th colspan="2">記入者</th><td></td><td></td><td></td></tr>
<tr><th rowspan="7">身体計測等</th><th>身　長</th><td>cm</td><td>cm</td><td>cm</td></tr>
<tr><th>体　重</th><td>kg</td><td>kg</td><td>kg</td></tr>
<tr><th>BMI</th><td></td><td></td><td></td></tr>
<tr><th>3％以上の体重減少</th><td>無　・　有
減少率</td><td>無　・　有
減少率</td><td>無　・　有
減少率</td></tr>
<tr><th>血清Alb</th><td></td><td></td><td></td></tr>
<tr><th>その他</th><td></td><td></td><td></td></tr>
<tr><th rowspan="5">食生活状況等</th><th>食事摂取量</th><td>全体　　　　　％
（主　　％, 副　　％）
その他　経腸栄養・静脈栄養</td><td>全体　　　　　％
（主　　％, 副　　％）
その他　経腸栄養・静脈栄養</td><td>全体　　　　　％
（主　　％, 副　　％）
その他　経腸栄養・静脈栄養</td></tr>
<tr><th>満足感</th><td></td><td></td><td></td></tr>
<tr><th>必要栄養量</th><td></td><td></td><td></td></tr>
<tr><th>食事の留意事項</th><td></td><td></td><td></td></tr>
<tr><th>その他</th><td></td><td></td><td></td></tr>
</table>

多職種による栄養管理の課題（低栄養関連：ア.褥瘡, イ.摂食・嚥下, ウ.嘔気・嘔吐, エ.下痢, オ.便秘, カ.浮腫, キ.脱水, ク.発熱, ケ.栄養補給法, コ.ADL低下, サ.うつ, シ.認知機能, ス.医薬品, セ.その他）

課題の有無	無・有（　　　　）	無・有（　　　　）	無・有（　　　　）

問題点（1．食事摂取・栄養補給の状況, 2．摂食・嚥下機能, 3．体重, 4．臨床症状, 5．食・生活習慣, 6．意欲, 7．環境, 8．その他）

問題の有無	無・有（　　　　）	無・有（　　　　）	無・有（　　　　）
総合評価	改善・改善傾向・不変・悪化	改善・改善傾向・不変・悪化	改善・改善傾向・不変・悪化

4．栄養管理計画（施設）の様式例

氏名：		殿	入 所 (院) 日： 年 月 日
作成者：			初 回 作 成 日： 年 月 日
			作成（変更）日： 年 月 日
利用者および家族の意向			説明と同意日 　　　　　　　　 年　月　日
解決すべき課題（ニーズ）	低栄養状態のリスク（　低　・　中　・　高　）		サイン
長期目標と期間			続柄

短期目標と期間	栄養管理の具体的内容	担当者	頻度	期間
① 栄養補給・食事				
② 栄養食事相談				
③ 多職種による課題解決など				
特記事項				

栄養管理提供経過記録

月　日	サービス提供項目

●資料Ⅱ-2-2　認知症高齢者の食事中の徴候・症状アセスメント項目●

下記の表の①〜⑪について，(1)〜(5)の5段階で頻度を確認する。

	(1)全くない	(2)週に1〜2回	(3)週に3〜5回	(4)1日に1〜2回	(5)毎食みられる
① 食事の失認					
② 傾　眠					
③ 興奮・大声・暴言・暴力					
④ 拒　食					
⑤ 偏　食					
⑥ 失　行					
⑦ 妄　想					
⑧ 早食い・詰め込み・丸のみ					
⑨ 徘徊・多動					
⑩ 盗　食					
⑪ 異　食					

3．保健所・保健センター

（1）概論・実習の考え方

　公衆栄養活動は，その時代の疾病構造や社会・経済・文化的な変化に伴って大きく変動する。昭和初期から戦後にかけての公衆栄養活動は，伝染病や結核，母子保健等の環境衛生の改善と食糧難に対する栄養改善が主であった。昭和30年代から高度成長期に入ると，成人病（現在の生活習慣病）が社会問題化し，1970（昭和45）年（大阪万国博覧会開催）の死亡率は脳卒中が第1位であった。現在，わが国は高齢化率25％を超えて世界トップの長寿国であるが，高齢者の高い受療率と地域の健康格差が課題である。「健康日本21（第二次）」では，具体的な目標に「健康寿命の延伸と健康格差の縮小」等を掲げている。

　さて，実際の公衆栄養活動は，「健康増進法」「食育基本法」「地域保健法」「高齢者の医療の確保に関する法律」「母子保健法」等に基づき，都道府県や保健所設置市・特別区，市町村等の行政栄養士を中心に実施されている。2013（平成25）年度から開始された「健康日本21（第二次）」の推進にあたり，厚生労働省は「地域における行政栄養士による健康づくり及び栄養・食生活の改善の基本指針」を示した。さらに，都道府県，市町村等にそれぞれの基本的な考え方と栄養・食生活の改善の具体的な内容を示し，行政栄養士に対し，健康増進計画や食育推進計画の策定とそれに伴う事業の企画・立案・評価を多職種協働で実施できる能力を求めている。

　実習生は，このような背景と現状を踏まえて公衆栄養活動の役割と業務を理解する必要がある。また，実習地域の健康・栄養問題の課題発見，解決を通して，総合的な評価判定の過程やマネジメントに必要な事項の実際を現場で学習し，専門的知識および技術の統合を図ることが望まれている。

（2）実習の目的・目標

　公衆栄養学での目標は，地域や職域における保健・医療・福祉・介護システムの栄養関連サービスに関するプログラムの作成，実施，評価，見直し・改善を総合的にマネジメントする能力を養うことである。具体的な目的・目標は以下のとおりである。

❶　課題発見（気づき）・問題解決
a. 地方公共団体（県・特別区・市町村）や国単位で健康・栄養問題を考えることの必要性に気づく。
b. 健康・栄養調査結果等の各種調査結果を収集・整理し，総合的な分析による地域診断の必要性と難しさについて気づく。

c. 高齢化の一層の進展に伴い，独居高齢者や在宅療養者等，食の問題を抱え，さまざまな栄養関連サービスを必要とする人が多いことに気づく。
d. 保健・医療・福祉および介護領域等のほか，農政，産業振興，環境保全等の多領域と有機的かつ効果的な連携を進めることの必要性に気づく。
e. 住民が主体的に参加することの重要性と，その難しさに気づく。
f. 地域診断の結果から地域の優先的な健康・栄養課題を明確にすること，その課題の解決に向け，政策として計画をPDCAサイクルに基づいて推進することが重要であることに気づく。

❷ 専門知識と技術の統合

a. 地方公共団体では，「地域保健法」や「健康増進法」「食育基本法」「高齢者の医療確保に関する法律」「母子保健法」等，多くの法律に基づいて，健康・栄養行政におけるさまざまな施策が実施されていることを知る。
b. 保健師，医師，事務職等，他職種との連携や組織内での管理栄養士の立場と役割について体験する。
c. 住民への栄養・食生活の改善に関連するさまざまなサービス事業を体験する。
d. 事業計画の立案，実施，評価，見直し・改善に関連するPDCAサイクルのシミュレーションを体験する。
e. 「健康日本21（第二次）」「食育基本計画」等，国の施策が，地方公共団体でどのように計画，施策化，実践されているのか学ぶ。
f. 「地域における行政栄養士による健康づくり及び栄養・食生活の改善の基本指針」を踏まえ，地方公共団体が行っている具体的な施策の基本指針での位置づけと必要性について学ぶ。

（3）実習の内容

公衆栄養分野の臨地実習では，「地域の行政栄養士による健康づくり及び栄養・食生活の改善」に関する施策が，多くの法律に基づいて実施されていることを理解する。

2013（平成25）年には，都道府県，保健所設置市および特別区，保健所設置市以外の市町村の三つの区分により，それぞれの基本的な考え方と具体的な内容が示された（p.91，資料Ⅱ-3-1）。この基本方針を踏まえて，保健所・保健センターを設置する地方公共団体は，果たす役割がそれぞれ異なることから，実習内容もまた異なることを理解する。

また，行政栄養士は，健康・栄養問題を取り巻くさまざまな情報を収集し，総合的な分析を通して，地域の優先的な健康課題を明確にしている。その背景にある食事内容，食習慣および食環境を特定し，改善に取り組むため，健康づくり支援店の認証や在宅訪問栄養指導の推進等，さまざまな体制の確保に努めているこ

とを理解する。

さらに，栄養・食生活の改善が，生活習慣病の発症予防と重症化予防の徹底，子どもや高齢者の健康，社会環境の整備の促進にかかわっていること，そのため健康づくりや栄養・食生活の改善の重要な担い手として，行政栄養士の役割は重要であることを理解する。

公衆栄養に関する実習において，保健所は都道府県と保健所設置市および特別区に設置され，市町村保健センターは保健所設置市および特別区とそれ以外の市町村に設置されている。双方の行政栄養士の役割および業務内容には違いがあり（p.91，資料Ⅱ-3-1），管轄地域にも特性があるので，実習計画は実習施設の状況に応じて異なる。

とくに，「健康日本21（第二次）」では，医療費の適正化等，持続可能な地域社会（コラム参照）の実現に向け，予防可能な疾病の発症および重症化の予防の徹底を図るために，多職種と協働できるマネジメント能力が要求されている。

StepUp 持続可能な地域社会

1987年（昭和62）年，国連における「環境と開発に関する世界委員会」（通称，ブルントラント委員会）の報告書の中で，「持続可能な発展（sustainable development）とは，未来世代のニーズを満たす能力を損なうことなく，現在世代のニーズを満たすこと」とされた。その後，持続可能な（sustainability）という言葉は，現在と将来の社会のあり方を示す主要概念となった。

持続可能な地域社会をつくるためには，少子高齢化により人口減少となっても，各人が健康を維持できていること，食糧やエネルギー等の生産や生活を支える基礎的な資源が確保できていることが重要である。生活レベルでの取り組みが大事であり，自治体と地域コミュニティの役割が大きい。

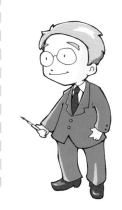

1）保 健 所

❶ 概　　　要（p.92～94，資料Ⅱ-3-2-1.～3.）

はじめに，保健所の役割を理解する。保健所は都道府県，政令指定都市，中核市，その他政令で定める市，特別区に設置されている。そこには医師，保健師，管理栄養士，診療放射線技師，臨床検査技師，獣医師，薬剤師，精神保健福祉相談員，理学療法士，作業療法士，言語聴覚士等，専門職員が配置されている。「地域保健法」「健康増進法」「高齢者の医療の確保に関する法律」「母子保健法」

「食育基本法」等に基づいて実施されている健康づくりや栄養・食生活の改善は，重要な業務である。

保健所業務については，「地域保健法」第6条に以下の業務が定められている。

---
① 地域保健に関する思想の普及及び向上に関する事項
② 人口動態統計その他地域保健に係る統計に関する事項
③ 栄養の改善及び食品衛生に関する事項
④ 住宅，水道，下水道，廃棄物の処理，清掃その他の環境の衛生に関する事項
⑤ 医事及び薬事に関する事項
⑥ 保健師に関する事項
⑦ 公共医療事業の向上及び増進に関する事項
⑧ 母性及び乳幼児並びに老人の保健に関する事項
⑨ 歯科保健に関する事項
⑩ 精神保健に関する事項
⑪ 治療方法が確立していない疾病その他の特殊な疾病により長期に療養を必要とする者の保健に関する事項
⑫ エイズ，結核，性病，伝染病その他の疾病の予防に関する事項
⑬ 衛生上の試験及び検査に関する事項
⑭ その他地域住民の健康の保持及び増進に関する事項

また，さらに地域住民の健康の保持および増進を図るために必要があるときは，同法第7条の以下に掲げる事業を行うことができる。

---
① 所管区域に係る地域保健に関する情報を収集し，整理し，及び活用すること。
② 所管区域に係る地域保健に関する調査及び研究を行うこと。
③ 歯科疾患その他厚生労働大臣の指定する疾病の治療を行うこと。
④ 試験及び検査を行い，並びに医師，歯科医師，薬剤師その他の者に試験及び検査に関する施設を利用させること。
---

❷ 実習の内容

a. 管内の現状
b. 保健所の組織体制
c. 公衆衛生行政の概要（保健所の役割）
d. 管理栄養士の業務の概要，関連法規（法的根拠）
e. 健康・栄養課題の明確化とPDCAサイクル
　・地域における実態把握，分析，課題の明確化
　・課題の解決に向けた計画の立案・施策化
　・施策を評価するための目標設定・評価の実施
　・評価の基づいた施策の見直し・改善
f. 生活習慣病の発症予防と重症化予防，社会生活を営むために必要な機能の維持・向上

- 専門的な栄養食事指導（未熟児，特定疾患等），食生活支援（食事バランスガイド，食生活指針等の普及啓発）
- 食生活改善推進員等にかかわるボランティア組織の育成や活動の支援
- 関係機関および団体（患者会）との連携

g. 食を通じた社会環境の整備
- 特定給食施設における栄養管理状況の把握および評価に基づく指導・支援
- 飲食店によるヘルシーメニューの提供等の促進（食環境の整備）
- 地域の栄養管理等の拠点の整備
- 保健，医療，福祉および介護領域における管理栄養士・栄養士の育成
- 健康危機管理体制の整備（市町村や関係機関等との調整・支援体制）
- 健康増進に資する食に関する多領域（農林水産部関係，教育委員会関係等）の施策との連携

h. 市町村との連絡調整および栄養・食生活の改善のための技術的な支援

❸ 実習の日程

日程の一例を示す（表Ⅱ-3-1）。

2）市町村保健センター等

❶ 概　　要（p.94, 資料Ⅱ-3-2-4．）

市町村保健センターは「地域保健法」第18条に「市町村は，市町村保健センターを設置することができる」と規定され，その業務は「住民に対し，健康相談，保健指導及び健康診査その他地域保健に関し必要な事業を行うことを目的とする施設とする」と定義されている。市町村保健センターでは，「健康増進法」や「母子保健法」「高齢者の医療の確保に関する法律」「食育基本法」等に基づき，広範囲な対象者に対して，母子保健・成人保健・高齢者保健・精神保健等，地域に密着した対人保健サービスを提供しており，福祉との連携が不可欠な部分がある（p.95, 資料Ⅱ-3-3）。また，市町村保健センターは，地域の保健・医療・福祉にかかわるさまざまな施設が効果的に機能できるように，各施設との連携拠点としての機能が求められており，住民のニーズにあわせて業務等を設定することができる。

❷ 実習の内容

a. 市町村保健センター管内の現状
b. 組織体制
c. 公衆衛生行政の概要（市町村保健センターの役割）
d. 管理栄養士の業務の概要，関連法規（法的根拠）
e. 健康・栄養課題の明確化とPDCAサイクル
- 地域における実態把握，分析，課題の明確化
- 課題解決に向けた計画の立案・施策化

表Ⅱ-3-1　臨地実習「公衆栄養学」（保健所）1単位（45時間）の例

日程	月 日	実習内容 午 前	実習内容 午 後	備 考
	○/○（ ）	◇オリエンテーション		実習にあたっての心構えや留意点・準備について
1日目	○/○（月）	◇部門内，関連部署への挨拶 ◇保健所の組織体制，業務の概要 ◇管内の概要（人口，疾病，医療費等の構造や健康・栄養課題を含む）	◇行政栄養士の業務について（基本指針と各地方公共団体の役割と施策） ◇実習で学びたいことについての意見交換等	
2日目	○/○（火）	◇○○課（管理栄養士所属）の概要（保健師等他職種の業務内容含む） ◇保健所の行政栄養士の業務の概要（地域診断・専門的な栄養食事指導・特定給食施設指導，食環境整備等の具体的な事業の紹介を含む）	◇食にかかわるさまざまなボランティア活動の見学・参加 ◇課題検討（市町村の栄養・食生活改善事業への参加に向けて，または○○県の栄養・食生活の課題の検討等）	食生活推進員等のボランティアや食育推進リーダー等の養成も含む
3日目	○/○（水）	◇市町村の栄養・食生活改善事業の見学・参加 ・準備から集団・個別の栄養教育の実際を体験する （成人・高齢者関係事業：特定保健指導・糖尿病教室・骨粗鬆症予防教室・介護予防教室・健康まつり等）		市町村の行政栄養士と事前に調整し，保健所から市町村に依頼文書を出す
4日目	○/○（木）	◇市町村の栄養・食生活改善事業の見学・参加（母子関係事業：両親学級・乳幼児健診・離乳食講習会等）	◇専門的栄養食事指導（教室）の見学・参加（糖尿病友の会，消化器難病のつどい等）	
5日目	○/○（金）	◇特定給食施設従事者研修会に参加 ◇調理師再教育講習会に参加	◇実習のまとめ・反省会（これからの行政栄養士のあり方を踏まえて） ※参加者：保健所関係職員，市町村職員	

（公益社団法人日本栄養士会，一般社団法人全国栄養士養成施設協会：臨地実習及び校外実習の実際（2014年版），p.59，2014，一部改変）

・施策を評価するための目標設定・評価の実施
・評価に基づいた施策の見直し・改善

f. 生活習慣病の発症予防と重症化予防や社会生活を営むために必要な機能の維持・向上
　・特定健診・特定保健指導，健康教室
　・次世代の健康（乳幼児健診，母子・学童・思春期への栄養教育・栄養食事指導）
　・高齢者の健康（健康増進・介護予防，訪問栄養食事指導・食生活支援）
　・食生活改善推進員等にかかわるボランティア組織の育成や活動の支援
　・関係機関および団体（患者会等）との連携

g. 食を通じた社会環境の整備
　・保健・医療・福祉および介護領域における管理栄養士・栄養士の育成
　・食育推進のネットワークの構築（関係部局との調整，連携）・健康危機管理体制の整備（都道府県や関係機関等との調整・支援体制）

h. 保健所（都道府県）との連絡調整および栄養・食生活の改善のための協働

i. 人材の育成と活用（地域で活動する管理栄養士・栄養士の育成と活用）

❸ 実習の日程

日程の一例を示す（表Ⅱ-3-2）。

（4）事前学習

　実習における目標の一つ目は，「課題発見（気づき）・問題解決」である。実習先の組織と施設の位置づけ，業務概要，地域診断結果等を調べ，理解する。また，メディア媒体等からその地域の出来事に注目し，問題があればよく考えてみる習慣をつける。自分の家族を小さな地域の住民とみなし，課題発見と問題解決の予習をしてみるのもよい。

　目標の二つ目は，「専門的知識と技術の統合」である。実習の前に関連科目の履修を終えたが，これまで履修した科目（社会・環境と健康関連，人体の構造と機能及び疾病の成り立ち関連，食べ物と健康関連，基礎栄養学，応用栄養学，栄養教育論，臨床栄養学，公衆栄養学，給食経営管理論等）および関連法令を再学習しておく。出てきた疑問は課題とし実習中に質問する等，自発的に解決する力を養う。

　例えば学生が，保健センターで「高齢者の医療の確保に関する法律」に基づいた「特定保健指導」「母子保健法」による「母子保健指導」等において健康教育や栄養相談，栄養教育に参加する場合を考えてみる。そこでは，行政栄養士が高齢者や児の両親に対し，専門的知識と技術を統合しながら科学的根拠に基づいた栄養食事指導を行っている。それを学生が実習する場合，十分な専門知識をもって観察・体験すれば，課題を解決することができ，その成果は卒業後の進路を大きく左右する材料になる。

表Ⅱ-3-2　臨地実習「公衆栄養学」(市町村・特別区　保健センター) 1単位 (45時間) の例

日程	月日	実習内容 午前	実習内容 午後	備考
	○/○（　）	◇オリエンテーション		実習にあたっての心構えや留意点・準備について
1日目	○/○（月）	◇部門内，関連部署への挨拶 ◇保健センターの組織体制と業務の概要 ◇市町村（または特別区）の概要（人口，疾病，医療費等の構造や健康・栄養課題を含む）	◇行政栄養士の業務について（基本指針と各地方公共団体の役割と施策） ◇実習で学びたいことについての意見交換等	
2日目	○/○（火）	◇母子保健事業の概要（目的・実施方法・内容・保健師等他職種との連携体制を含む） ◇健康づくり事業の概要（健康課題やターゲット層の明確化・企画立案・予算・関係団体や機関との連携を含む）	◇乳幼児健診の見学・実習 ・健康診査業務の見学 ・集団・個別栄養食事指導の実習 ◇カンファレンス ・事業の反省と評価	
3日目	○/○（水）	◇保健所の栄養・食生活改善事業の見学・参加 ・保健所の組織体制・業務の概要 （地域診断・専門的栄養食事指導・特定給食施設指導，食環境整備等の具体的な事業の概要を含む）		保健所（都道府県）の行政栄養士と事前に調整し，市町村から保健所に依頼文書を出す
4日目	○/○（木）	◇特定健診・特定保健指導の概要（目的・実施方法・内容・保健師等他職種との連携体制を含む） ◇介護予防事業の概要（介護予防事業での栄養・食生活支援と保健師等の他職種との連携体制を含む）	◇特定健診・特定保健指導の見学・実習 ・健康診査業務の見学 ・集団・個別栄養食事指導の実習 ◇カンファレンス ・事業の反省と評価	
5日目	○/○（金）	◇食生活改善推進員養成講座や食にかかわるさまざまなボランティア活動の見学・参加（男性料理教室・介護予防教室・親子の食育教室・研修会等の講義および調理実習への参加を含む）	◇実習のまとめ・反省会（これからの行政栄養士のあり方を踏まえて） ※参加者：保健センター関係職員，保健所担当職員	

(公益社団法人日本栄養士会，一般社団法人全国栄養士養成施設協会：臨地実習及び校外実習の実際 (2014年版)，p.60，2014，一部改変)

また，保健所や保健センターで実施されるPDCAサイクルによる施策の推進方法（実態把握・分析，施策化，評価，見直し・改善）について再学習する。特定給食施設指導の実習については，指導の根拠となる関連法令「健康増進法」「〇〇県健康増進法細則」等を把握するとより理解が進む。あわせて医療機関に対する指導では「医療法」「食品衛生法」ならびに「給食経営管理」「臨床栄養学」「人体の構造と機能及び疾病の成り立ち」関連科目を再学習し，「NST・栄養食事指導の手引き」「診療報酬の手引き」「施設の理念・基本方針」等を確認する。学校給食センターや学校給食施設指導については「学校給食法」「食品衛生法」「食育基本法」「学校給食の手引き」等が関係法令である。このように，指導対象となる施設によって根拠となる法律，指導内容が異なることに注意する。
　実習に必要な事項について表Ⅱ-3-3にまとめた。

(5) 実習のポイント・研究課題

1) 実習のポイント

　実際の公衆栄養活動でPDCAのマネジメントサイクルを用いた事業展開が重要視されているように，学生自身が臨む保健所・保健センターの実習においても，PDCAサイクルを意識して取り組むことにより，その学びを深めることができる（表Ⅱ-3-4）。
　最初の計画では，保健所・保健センターの実習における学び方や着目点を認識することから始める。学び方や着目点のような「実習のポイント」は，養成施設における学生の自己評価表があれば，その項目として示されていることが多い（表Ⅱ-3-5）。通常，取り組みを評価する項目には，その目標の達成度や達成有無のチェック項目が設定されている。したがって，評価項目を先に確認しておくことにより，実習の目標，すなわち学ぶべき実習のポイントが何かを認識することができる。あらかじめ実習のポイントを認識しておくことで，実習で学ぶべきことがより明確となる。

2) 研究課題

　実習の日が近づいてくると，実習施設から実習日程（表Ⅱ-3-1，表Ⅱ-3-2）が作成されてくる。保健所・保健センターの実習内容はおおよそ表Ⅱ-3-6のような種類で構成されるが，その具体的な内容は実習施設の特徴や地域性等によって大きく異なる。まず，実習全体の流れをイメージするため，実習日程の内容をしっかりと読み込んでおく必要がある。また，実習日程の内容をもとに，「実習でとくに学びたいこと」も計画の段階で設定しておく。実習でとくに学びたいことは，学生自身で興味ある実習内容のうち，そこから学びとりたいことを具体化する。そして，事前に養成校の指導教員と相談した上で，実習施設の実習指導者へ報告する。これらの作業によって，学生と実習指導者との間で認識の共有を図

表Ⅱ-3-3　実習に必要な基本事項

行政栄養士	地方公共団体において地域住民に対する栄養食事指導等に従事する管理栄養士等をいう
地方公共団体	一定の地域に住む住民を存立の基礎とし，その地域における行政事務を住民の自治によって行う団体をいう．都道府県・市町村等の普通地方公共団体と，特別区・地方公共団体の財産区等の特別地方公共団体がある
施策	世の出来事に対し，政治家や役人がほどこすべき対策のこと
政令指定都市	地方自治法の規定により，政令で指定された人口50万以上の市．区を設けられる等，普通の市と異なる取り扱いが認められる．保健所を設置できる
中核市	人口20万人以上の政令で指定された市．保健所を設置できる
特別区	日本における特別地方公共団体の一種で，市に準ずる基礎的地方公共団体をいう．保健所を設置できる
健康日本21（第二次）	「少子高齢化や疾病構造の変化が進む中で，生活習慣および社会環境の改善を通じて，子どもから高齢者まで健やかに心豊かに生活できる活力ある社会」を実現し，その結果，社会保障制度が持続可能なものとなるよう，国民の健康の増進の総合的な推進を図るための国民運動である．期間は2013（平成25）年度から2022（令和4）年度で，基本的な方針は，①健康寿命の延伸と健康格差の縮小，②主要な生活習慣病の発症予防と重症化予防，③社会生活を営むために必要な機能の維持および向上，④健康を支え，守るための社会環境の整備，⑤栄養・食生活，身体活動・運動，休養，飲酒，喫煙および歯・口腔の健康に関する生活習慣および社会環境の改善，の五つである
すこやか親子21（第2次）	「すべての子どもが健やかに育つ社会」の実現を目指し，関係するすべての人びと，関連機関・団体が一体となって取り組む国民運動計画である．期間は2015（平成27）年度から2024（令和6）年度で，達成すべき三つの基盤課題「切れ目のない妊産婦・乳幼児への保健対策」「学童期・思春期から青年期に向けた保健対策」「子どもの健やかな成長を見守り育む地域づくり」と，二つの重点課題「育てにくさを感じる親に寄り添う支援」「妊娠期からの児童虐待防止対策」が設定されている
授乳・離乳の支援ガイド	2007（平成19）年に厚生労働省が発表し，2019（平成31）年に改定された．妊産婦や子どもにかかわる保健医療従事者が，所属する施設や専門領域が異なっても基本的事項を共有化し，支援を進めていくことができるよう，保健医療従事者向けに作成されたものである
成長曲線	人間の身体的発達の程度を，横軸を年齢，縦軸を調べたいデータとするグラフで表した曲線のことで，子どもの成長を評価する上で最も重要な方法の一つである．成長曲線を描いてそのパターンをみることで，成長障害を早期に発見することができる
組織	共通目的を目指し，すべての人が分業し合い達成していけるよう，役割分担やルールを明確（組織図等）にしている

表Ⅱ-3-4　保健所・保健センターの実習におけるPDCAサイクル

学びのPDCA	内容と具体例
事前学習	1．実習に臨むにあたり理解すべきことを整理しておく 　➡（4）事前学習　参照 【例】 ・保健所と保健センターのそれぞれの特徴や役割の違い ・施設の所管区域における健康・栄養課題
Plan：計画	1．学生用の自己評価表等を参考に「実習のポイント」を認識する 　➡（5）実習のポイント・研究課題，表Ⅱ-3-5　参照 2．実習日程の内容をもとに「実習でとくに学びたいこと」を設定する 　➡（3）実習の内容，表Ⅱ-3-1　参照 【例】保健所 ・優先すべき健康・栄養課題を抽出し，事業を立案するまでの流れ ・既存事業の対象集団へのアプローチ方法や介入内容の特徴 【例】保健センター ・乳幼児健診での管理栄養士の役割と他職種との連携方法 ・健康増進事業での地域住民へのかかわり方とコミュニケーション方法 3．実践の場における「課題」を想定する 　➡（5）実習のポイント・研究課題，表Ⅱ-3-7　参照
Do：実施	1．実習に臨み「実習ノート」を記載する 　➡（6）実習ノートの記載　参照
Check：評価	1．実習指導者側の視点の評価を確認する 　➡（7）実習の評価　参照 2．学生自身による自己評価を実施する 　➡（8）実習の自己評価・学びの確認　参照
Act：見直し・改善	1．自己評価の結果から振り返りをする 　➡（5）実習のポイント・研究課題，表Ⅱ-3-5　参照 2．実習レポート，報告会の発表媒体，実習報告書の原稿を作成する 　➡（9）今後に向けて　参照
（さらなる学び）	1．公衆栄養に興味をもった者は，さらなる学びでステップアップを図る 【例】 ・インターンシップ，卒業研究，卒後教育等

表Ⅱ-3-5 臨地実習(保健所・保健センター)における学生の自己評価表の例

実習期間中に経験したことや,学んだこと,理解したことをチェック(該当するところに○)してください。実習した内容を把握するためのものですので,成績には関係しません。実習先によって実習内容は異なるため,すべてに○がつく必要はありません。

目標		実習内容	チェック欄
地域の課題の把握	①地域の栄養課題やハイリスク集団とその要因を把握できる	地域で得られる情報やデータ,調査にどのようなものがあるか把握する(検診,県民栄養調査等)	
		データを用いて地域の栄養課題について把握する	
		その要因や背景について考える	
計画・実施・評価のマネジメント	②地域の栄養課題や法的根拠に基づいてプログラムが行われていることを知る	事業計画書を見て,目的や根拠を理解する	
	③地域の栄養教育,食環境,組織づくり,人材育成の各プログラムにどのようなものがあるかを知り,どのように計画,実施,評価が行われているか知る	【保健所】専門的・広域的栄養食事指導(産業保健,医療機関との連携による栄養食事指導,高度な専門的技術が必要な栄養食事指導),給食施設指導	
		栄養関係業者等の指導(加工食品,外食の栄養成分表示等)	
		人材育成(在宅栄養士,調理師,食生活改善推進員の研修等)	
		【市町村】対人サービス(直接的な栄養食事指導)	
連携	④地域内の健康や栄養に関連する組織などの社会資源を把握し,どのように連携しているか把握する	同じ課内の栄養士と他職種との連携	
		栄養関係課と他課との連携	
		行政外の組織との連携	
		保健所と市町村との連携	
	⑤保健・医療・福祉・介護システムと,栄養プログラムの関係を知る	栄養プログラムが,保健・医療・福祉・介護システムの中に位置づいていることを知る	
その他	専門職としての倫理(人権の尊重や守秘義務の尊重等の姿勢)	専門職としての倫理について	

(新潟医療福祉大学健康科学部健康栄養学科:臨地実習の手引き 平成27年度,公衆栄養学実習Ⅱ(臨地実習)目標と内容の自己チェック表,一部抜粋・改変)

ることができる。

　また，臨地実習においては，その教育目標（p.5，第1部Ⅱ-1．臨地・校外実習の意義と目的　参照）として，課題発見（気づき）・問題解決が含まれている。計画の段階で，実践の場における「課題」も想定しておくことにより，実習に臨む際に課題発見のための視野が広がり，その後の問題解決の検討もより有意義になる。保健所・保健センターの実習における課題発見（気づき）としては，表Ⅱ-3-7のような例がある。

　公衆栄養活動に対しては，他の栄養専門職種の業務に比べてイメージがしにくいと感じる学生も少なくない。だからこそ，以上に示した計画を事前に終えた上で保健所・保健センターの実習へと臨むことが，公衆栄養学の理解へとつながる望ましいステップとなる。

表Ⅱ-3-6　保健所・保健センターでの実習における実習内容の種類

- 栄養行政における保健所・保健センター等の役割について説明を受ける。
- 関連法律，関連計画，栄養施策，地域診断等について説明を受ける。
- 栄養食事指導や保健指導等に同席し，観察および実習する。
- 訪問栄養食事指導や特定給食施設指導等に同行し，観察および実習する。
- 栄養食事指導記録や事業実施報告等の作成について指導を受け，実習する。
- 事業計画の模擬立案（シミュレーション）の指導を受け，実習する。
- 研究課題に必要な住民アンケート調査を支援を受けて実施する。
- 保健師等との連携のあり方について説明を受ける。

（公益社団法人日本栄養士会，一般社団法人全国栄養士養成施設協会：臨地実習及び校外実習の実際
（2014年版），p.38，2014，一部改変）

表Ⅱ-3-7　保健所・保健センターでの実習における課題発見（気づき）の例

- 地方公共団体（県・特別区・市町村）や国単位で健康・栄養問題を考えることの必要性に気づく。
- 健康・栄養調査結果等の各種調査結果を収集・整理し，総合的な分析による地域診断の必要性と難しさについて気づく。
- 高齢化の一層の進展に伴い，在宅療養者等，食の問題を抱え，さまざまな栄養関連サービスを必要とする人が多いことに気づく。
- 保健・医療・福祉および介護領域等のほか，農政，産業振興，環境保全等の多領域と有機的かつ効果的な仕組みづくりを進めることの必要性に気づく。
- 住民の主体的な参加の重要性と難しさに気づく。
- 地域診断の結果から地域の優先的な健康・栄養課題を明確にし，課題の解決に向け，計画の立案・実施・評価のマネジメントサイクルに基づき施策を推進することの重要性に気づく。

（公益社団法人日本栄養士会，一般社団法人全国栄養士養成施設協会：臨地実習及び校外実習の実際
（2014年版），p.37，2014，一部改変）

(6) 実習ノートの記載

　実習施設である保健所・保健センターは，それぞれ担う栄養改善活動業務が異なる。そのため，管理栄養士の業務内容も異なるので実習施設の特徴を踏まえた実習ノートの記載を意識する。記載内容の前に，実習ノート記載時の注意点を確認すること。

　臨地実習ノート1日分の参考例を示す（表Ⅱ-3-8）。各項目で求められる記載内容のポイントを理解する。

1) 本日の目標

　自分が「何を学びたいのか」「どのような点に着目するか」を考え，記載する。

2) 気づいたこと，理解を深めたこと，今後の課題

　ここでは，学内の授業・実習が実践活動の場（施設）で「どのように行われていたか」を記載する。この記載項目は実習内容の報告ではなく，学生自身の臨地実習における学びを形にするものである。また，自分の学習の到達度が明確になるように記載することを心がけるとよい。そのことにより，実習後の学びの振り返りにも活用することができる。

(7) 実習の評価

　保健所・保健センターにおける実習の評価には，他の実習と同様，実習指導者側の視点での評価と学生自身による自己評価がある。

　実習指導者側の視点における評価では，表Ⅱ-3-9のような評価内容となっていることが多い。本来であれば実習の教育目標の到達度を把握すべきであるが，この評価表では，実習に取り組んだ際の態度や姿勢に関する項目が中心となっている。これは，1週間ほどの限られた実習期間の中では教育目標のすべてを実習内容に網羅することは困難であり，実習に取り組んだ際の態度や姿勢であれば比較的評価しやすいという現実的な理由による。したがって，この評価表の項目は，実習評価における必要条件に過ぎず，その十分条件とはならない。実習に取り組む際は，この評価表の項目だけではなく，実習全体の大きな目的・目標（p.73,（2）実習の目的・目標　参照）も十分に意識しておくことが重要である。

　また，実習指導者による評価表には，所見欄のようなコメントを書く欄が設けられていることも多い。ここでは，挨拶・服装・態度から始まり，取り組む姿勢（意欲・積極性），課題への取り組み（知識・技術・理解度）等，実習全体にわたっての大まかな評価がなされる。

(8) 実習の自己評価・学びの確認

　保健所・保健センターの実習に臨んだ際の評価は，実習指導者側からの評価のほか，学生自身による自己評価も実施することが好ましい。学生自身による自己評

3．保健所・保健センター

表Ⅱ-3-8　臨地実習ノート（例）

〈第　　　日〉○○年×月△日（▲）	開始　　時　　分	終了　　時　　分
本日の目標		
・健康づくり事業の内容を知る ・3〜4か月健診事業を見学し，管理栄養士の役割を知る ・保健所と保健センターの違いを理解する		

実習内容	【午　前】	【午　後】
	健康づくり事業の概要の説明 　（事業計画，事業内容） 国民健康・栄養調査について	3〜4か月健診の見学 　（保健センターにて） 　（食事・栄養相談，離乳食の説明）

気づいたこと・理解を深めたこと・今後の課題

《健康づくり事業》
　管轄の保健所で実施している健康づくり事業の説明を聞いた。事業内容の多さに正直驚いてしまった。また，事業を計画するには十分に管轄の地域の問題点や現状を把握していることが大事であることがわかった。そのためには，データや資料から読み取れる状況（現状）を分析する力が求められる。また，状況を改善するためには，何が必要か，どのようにすればよいか（方法）等も考えられるようになる必要があると感じた。
　保健所と保健センターの業務内容の違いについて授業で勉強したが，改めて，保健所と保健センターに求められる役割の違いを把握することができた。

《国民健康・栄養調査》
　国民健康・栄養調査の実施方法の実際を知ることができた。今後，国民健康・栄養調査結果を見るときに意識したいと思った。また，全国の結果と県の結果の違いの比較の必要性も知ることができた。その他に，健康や栄養に関連する調査の種類を学んだ。

《3〜4か月健診の見学》
　管轄の保健センターにて，3〜4か月健診を見学した。事前に事業内容を聞いていたので，対象者（市民）を目の前にした事業の実際を知ることができた。栄養相談も見学した。ミルクの飲ませ方等，具体的な相談内容が多く，教科書に載っているような一般的なことだけでなく，多くの知識をもっていることが重要であると感じた。そのためには，日頃から多くのことに興味や関心をもっていたいと思った。また，とくに子ども（赤ちゃん）の月齢や発達等を踏まえた対応が必要になることがわかった。さらに，この事業を見学して保健所とは違い，保健センターでは対象者（市民）との距離が近いことがわかった。このことから，保健所と保健センターの役割の違いを理解することができた。
　健診事業の見学を通し，子どもの発育状況を見るだけでなく，母親を中心に育児に関する悩みや心配事を解決する場にもなっていると感じ，その中で管理栄養士が果たす役割や求められる能力に気づくことができた。

表Ⅱ-3-9　臨地実習（保健所・保健センター）ルーブリック（この科目の評価項目・評価基準）実習指導者用

	4（優れた到達レベル）	3（良好な到達レベル）	2（最低限の到達レベル）	1（努力が必要）
人間的資質	礼儀作法が身についており、実習生としての自覚と責任感を有し、積極的に実習に参加している。	礼儀作法が身についており、実習生としての自覚と責任感を有している。	礼儀作法が身についている。	礼儀作法が身についていない。
研究的態度	実習指導者からの指導や課題の調査・研究・作成に対し、素直に学ぼうとする謙虚な態度がみられる。	実習指導者からの指導や課題の調査・研究・作成に対し、一定の学ぼうとする姿勢がみられる。	実習指導者からの指導に対し、一定の学ぼうとする態度がみられる。	学ぼうとする態度がみられない。
地域活動	地域活動の中で、積極的にかかわろうとする熱意と情熱がみられる。	地域活動の中で、かかわろうとする意志がみられる。	実習指導者からの指導により、地域活動の中にかかわる。	地域活動の中にかかわらない。
栄養食事指導	栄養食事指導にかかわる基礎的な技術・能力を心得ており、指導案を作成する等、積極的に栄養食事指導へ臨もうとする姿勢がみられる。	栄養食事指導にかかわる基礎的な技術・能力を心得ており、栄養食事指導へ臨もうとする姿勢がみられる。	栄養食事指導にかかわる基礎的な技術・能力を心得ている。	栄養食事指導にかかわる基礎的な技術・能力を心得ていない。
勤務状況	規律を守り、誠意をもって仕事に従事し、実習指導者の指導・助言に従い、自己改善に努めている。	規律を守り、誠意をもって仕事に従事し、実習指導者の指導・助言に従っている。	規律を守り、実習指導者の指導・助言に従っている。	規律を守れない。
公衆栄養活動	公衆栄養分野における管理栄養士のあり方と目指す活動の方向性に関して、理解がみられる。	公衆栄養分野における管理栄養士のあり方に関して、一定の理解がみられる。	公衆栄養分野の概要に関する一定の理解がみられる。	公衆栄養分野の概要に関する理解がみられない。

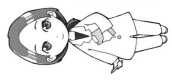

表Ⅱ-3-10 臨地実習（保健所・保健センター）ルーブリック（この科目の評価項目・評価基準）学生用

	4（優れた到達レベル）	3（良好な到達レベル）	2（最低限の到達レベル）	1（努力が必要）
人間的資質	礼儀作法を身につけており、実習生としての自覚と責任感を示し、積極的に実習に参加した。	礼儀作法を身につけており、実習生としての自覚と責任感を示していた。	礼儀作法を身につけていた。	礼儀作法を身につけていなかった。
研究的態度	実習指導者からの指導や課題の調査・研究・作成に対し、素直に学ぼうとする謙虚な態度をとった。	実習指導者からの指導や課題の調査・研究・作成に対し、学ぼうとする態度をとった。	実習指導者からの指導に対し、学ぼうとする態度をとった。	学ぼうとする態度をとらなかった。
地域活動	地域活動の中で、積極的にかかわろうとする熱意と情熱を示した。	地域活動の中で、かかわろうとする意志を示した。	実習指導者からの指導により、地域活動の中にかかわった。	地域活動の中にかかわらなかった。
栄養食事指導	栄養食事指導にかかわる基礎的な技術・能力を心得ており、指導案を作成する等、積極的に栄養食事指導へ臨もうとする姿勢を示した。	栄養食事指導にかかわる基礎的な技術・能力を心得ており、栄養食事指導へ臨もうとする姿勢を示した。	栄養食事指導にかかわる基礎的な技術・能力を心得ていた。	栄養食事指導にかかわる基礎的な技術・能力を心得ていなかった。
勤務状況	規律を守り、誠意をもって仕事に従事し、実習指導者の指導・助言に従い、自己改善に努めていた。	規律を守り、誠意をもって仕事に従事し、実習指導者の指導・助言に従った。	規律を守って仕事に従事し、実習指導者の指導・助言に従った。	規律を守れなかった。
公衆栄養活動	公衆栄養分野における管理栄養士のあり方と目指す活動の方向性に関する理解ができた。	公衆栄養分野における管理栄養士のあり方に関する理解ができた。	公衆栄養分野の概要に関して理解できた。	公衆栄養分野の概要に関して理解できなかった。

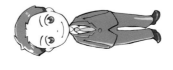

価表としては，実習指導者側からの評価表に対応した表Ⅱ-3-10のほか，表Ⅱ-3-5のような例もある。後者の自己評価表は，実習期間中に経験したことや，学んだこと，理解したことを学生自身がチェックする形式となっている。該当する項目へのチェックにより，養成校の指導教員側は学生が実習した内容を把握することができ，何よりも学生自身にとって実習した内容を振り返る際の有用な作業となる。また，表Ⅱ-3-5の特徴として，成績には関係しないという点があげられる（限られた実習期間で教育目標すべてを網羅することは難しく，チェックの有無が学生自身の努力とは別に実習内容にも依存してしまうため）。

(9) 今後に向けて

自己評価の実施により振り返りをすることで，実習で学んだ内容，実習したが理解が不十分だった内容，実習で学ばなかった内容をそれぞれ認識できる。

臨地実習期間後には，実習レポートや報告書を作成し，報告会で発表する機会もある。実習後の見直し・改善として，まず，実習レポートをまとめることにより，実習で学んだ内容を整理するとともに，実習したが理解が不十分だった内容や実習で学ばなかった内容の補習を行う。

また，その後の報告会の発表媒体や報告書の原稿の作成にあたっては，実習内容はもちろん，実習中の課題発見（気づき）やそこからの問題解決の提案までまとめられるように心がける。

保健所・保健センターでの実習期間は限られている。しかし，事前学習や計画を念入りに行った上で実習に臨み，自己評価を経て実習後の見直し・改善まで一貫して取り組むことにより，公衆栄養学に対する学びをさらにステップアップしていくことができる。

参考文献
- 公益社団法人日本栄養士会，一般社団法人全校栄養士養成施設協会：臨地実習及び校外実習の実際（2014年版），2014
- 厚生労働省：地域における行政栄養士による健康づくり及び栄養・食生活の改善の基本指針，2013
- 加藤昌彦，木村友子，井上明美編著：臨地・校外実習書　第3版，2009，建帛社
- 野尻武敏：「新しい共生社会のあり方」に関する調査研究報告書，財団法人21世紀ヒューマンケア研究機構地域政策研究所，2005

●資料Ⅱ-3-1　行政栄養士の業務区分別の基本指針●

都道府県	保健所設置市および特別区	市町村
（1）組織体制の整備		
・市町村との協調体制を確保する	・栄養・食生活の改善は生活習慣病だけでなく，子どもや高齢者の健康，社会環境の整備の促進にもかかわるため，関係部局や関係者と協議し適切な体制を確保する	・栄養・食生活の改善は生活習慣病だけでなく，子どもや高齢者の健康，社会環境の整備の促進にもかかわるため，関係部局や関係者と協議し適切な体制を確保する
（2）健康・栄養課題の明確化とPDCAサイクルに基づく施策の推進		
・市町村の検診等の結果や都道府県等の各種調査結果を収集・整理し，総合的に分析，優先的な健康・栄養課題を明確にする	・検診結果等だけでなく，地域・暮らしの観察も含めて総合的に分析し，優先的な健康・栄養課題を明確にする。課題解決に向け，PDCAサイクルに基づき施策を推進する	・検診結果等だけでなく，地域・暮らしの観察も含めて総合的に分析し，優先的な健康・栄養課題を明確にする。課題解決に向け，PDCAサイクルに基づき施策を推進する
（3）生活習慣病の発症予防と重症化予防の徹底のための施策の推進		
・市町村や保険者等の協力を得て特定健診・特定保健指導等の結果を共有・集約・整理し，市町村の状況の差に関する情報を還元する仕組みづくりを進める	・特定健診・特定保健指導の結果，レセプトデータ，介護保険データ等に基づいて集団全体の健康・栄養状態を分析する。さらに優先的に取り組む課題を明確にし，効果が期待できる目標を設定し効率的かつ効果的に栄養食事指導を実施する	・特定健診・特定保健指導の結果，レセプトデータ，介護保険データ等に基づいて集団全体の健康・栄養状態を分析する。さらに優先的に取り組む課題を明確にし，効果が期待できる目標を設定し効率的かつ効果的に栄養食事指導を実施する
（4）社会生活を自律的に営むために必要な機能の維持および向上のための施策の推進		
・市町村における乳幼児や高齢者の実態について集約・整理し，市町村の状況の差に関する情報を還元する仕組みづくりを進める	・次世代の健康のため効果的な取り組みを進める ・高齢者の健康のために効果的な体制を確保し，取り組みを進める	・次世代の健康のため効果的な取り組みを進める ・高齢者の健康のために効果的な体制を確保し，取り組みを進める
（5）食を通じた食環境の整備の促進		
・特定給食施設における栄養管理状況の把握および評価に基づく指導・支援 ・飲食店によるヘルシーメニューの提供等の促進 ・地域の栄養管理等の拠点の整備 ・保健，医療，福祉および介護領域における管理栄養士・栄養士の育成 ・健康増進に資する食に関する多領域の施策の推進 ・健康危機管理への対応	・特定給食施設における栄養管理状況の把握および評価に基づく指導・支援 ・飲食店によるヘルシーメニューの提供等の促進 ・保健，医療，福祉および介護領域における管理栄養士・栄養士の育成 ・食育推進ネットワークの構築 ・健康危機管理への対応	・保健，医療，福祉および介護領域における管理栄養士・栄養士の育成 ・食育推進ネットワークの構築 ・健康危機管理への対応

●資料Ⅱ-3-2　保健所・保健センターの組織と主な業務●

1．都道府県の保健所（例：茨城県水戸保健所）

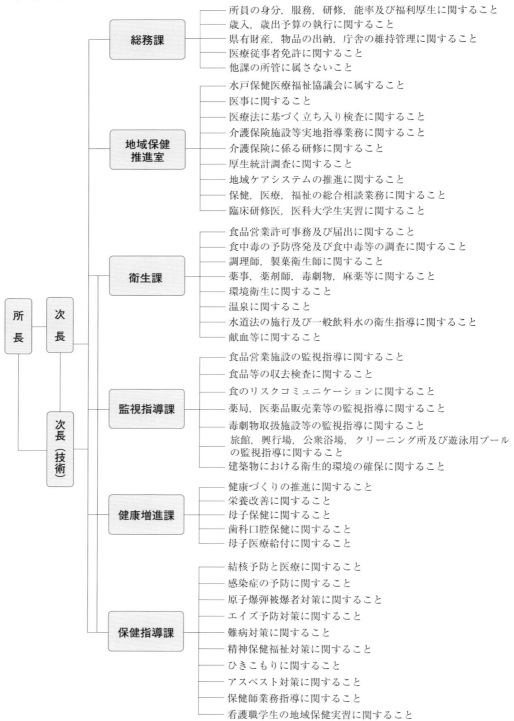

（https://www.pref.ibaraki.jp/hokenfukushi/mitoho/mitohc/17gyomugaiyo/documents/31gyoumu.pdf）

2．保健所設置市の保健所（例：神戸市保健所）

```
市　長
  │
保健福祉局
  │
保健所 ─┬─ 地域保健課
        ├─ 健康づくり支援課
        ├─ 予防衛生課
        ├─ 生活衛生課
        ├─ 衛生監視事務所
        ├─ 食品衛生検査所
        ├─ 障害福祉課
        ├─ こころの健康センター
        └─ 子ども家庭支援課
```

地域保健課：保健医療審議会，医師臨床研修，歯科医師臨床研修及び実習生の受け入れ，健康危機管理，保健事業の企画・推進・調整，区役所における事業の調整支援，精神保健の予防に関すること

健康づくり支援課：区役所における事業の支援（検診事業，成人保健事業，公害保健福祉事業・公害健康被害予防事業・石綿健康被害関連事業・食育及び栄養の改善事業及び歯科保健事業に限る），国民健康・栄養調査の実施に関すること

予防衛生課：結核対策の企画，保健医療審議会，感染症の発生動向の調査，食中毒及び感染症の対策・疫学の調査，予防接種，健康被害，保健所感染症診査協議会，防疫所，健康危機管理，医療法等の規定に基づく病院・診療所，助産所，施術所，歯科技工所・衛生検査所の許可及び届出，医療監視の総括，介護老人保健施設に係る事務・実地指導，衛生検査所の立入検査の総括，医療に関する苦情の相談，医薬品医療機器等法・毒物及び劇物取締法に関する事務，薬物の乱用の防止・麻薬，覚せい剤等の対策，献血，医務，薬務，給食施設指導・特別用途等の収去に関すること

生活衛生課：食品衛生，家庭用品の安全対策，環境衛生，動物衛生，犬の鑑札の交付，狂犬病予防注射済票の交付，犬又は猫の引取り，犬及び負傷動物等の収容に関すること

衛生監視事務所：食品・環境・動物の衛生に関する各法律等に関する事務（食品衛生法，調理師法，製菓衛生師法，魚介類行商条例，食鳥処理の事業の規制及び食鳥検査に関する法律，と畜場法，旅館業法，興行場法，公衆浴場法，理容師法，美容師法，クリーニング業法，化製場等に関する法律，感染症及び食中毒に係る消毒，墓地，埋葬等に関する法律，水道法，温泉法，脱衣及び産汚物取締条例，建築物における衛生的環境の確保に関する法律，狂犬病予防法，動物の愛護及び管理に関する法律（条例），食品衛生・環境衛生，動物衛生に係る施設の監視・指導，遊泳用プールの指導，家庭用品の安全対策に関すること

食品衛生検査所：中央卸売市場本場・中央卸売市場東部市場の食品衛生に係る監視・指導，食品の試験・検査に関すること

障害福祉課：こころの健康センターにおける事業の支援（精神保健事業），精神保健及び精神障害者福祉に関する法律の規定に基づく届出等に関すること

こころの健康センター：区役所における事業の支援（精神保健事業），精神保健及び精神障害者福祉に関する法律の規定に基づく届出等に関すること

子ども家庭支援課：区役所における事業の支援（母子保健事業）に関すること

（http://www.city.kobe.lg.jp/information/about/construction/1300/1300.html，一部改変）

3. 特別区保健所（例：港区みなと保健所）

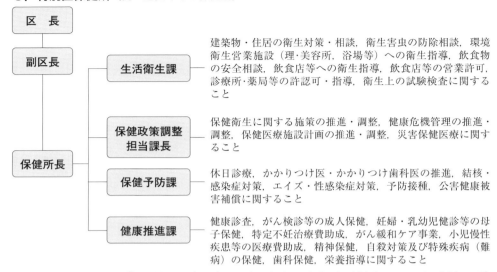

（http://www.city.minato.tokyo.jp/kuse/gaiyo/soshiki/documents/soshikizu.pdf）
（http://www.city.minato.tokyo.jp/soshiki/hokenjo-index.html）

4. 市町村保健センター（例：笠間市友部保健センター）

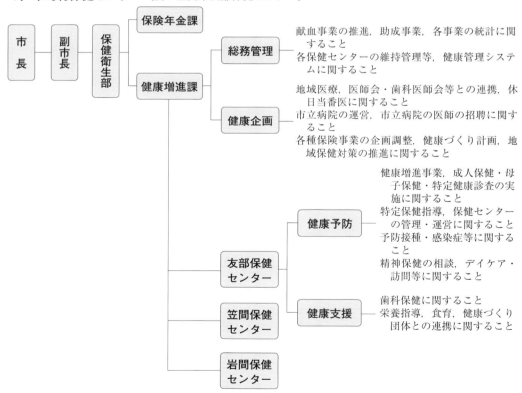

（http://www.city.kasama.lg.jp/page/page000242.html）
（http://www.city.kasama.lg.jp/section.php?code=21）

● 資料Ⅱ-3-3　市町村（保健センター）の具体的な業務・活動例 ●

対象別事業	事業項目	内　容
母子保健	1．健康診査	妊産婦検診，乳幼児健康診査，1歳6か月児健康診査，3歳児健康診査，先天性代謝異常検査，B型肝炎母子感染防止事業
	2．保健指導 保健相談	妊産婦・乳幼児に対する家庭訪問指導 集団指導（両親学級・母親学級，育児学級等）個別指導（育児相談・栄養相談等）
	3．療養援護	低所得者層の妊産婦に対する医療援助，未熟児療育医療 小児慢性特定疾患治療研究事業
	4．その他の対策	こころのケア，児童虐待，発達障害等のケアおよび普及啓発，ネットワークづくり，妊娠期からの支援体制（妊婦・胎児のリスクの低減，低体重児出生リスクの低減等）
	5．母子健康手帳の交付	母子の保健管理
	6．国・関連団体計画の推進	次世代育成行動計画・健やか親子21の推進
成人保健	1．健康教育・健康相談	生活習慣病予防を中心とした集団指導・個別指導
	2．特定健診 特定保健指導	国民健康保険被保険者および被扶養者に対する内臓脂肪型肥満に着目した健診・保健指導（国民健康保険担当部署との連携）
	3．健康手帳の交付	健康診査の記録，健康の保持増進のため必要な事項を記録
	4．がん等検診・健康診査予防啓発活動	胃がん，大腸がん，前立腺がん，肺がん，子宮頸がん，乳がん，結核 骨粗鬆症，B型・C型肝炎ウイルス，歯周疾患
	5．健康づくり普及啓発	健康まつり，ネットワーク会議
	6．地域健康づくりボランティア等の育成・連携	保健活動推進員，食生活活動推進員，NPO団体，民間団体，企業等
	7．国，関連団体計画の推進	健康日本21（第二次）および地方計画，食育推進基本計画および地方計画
高齢者保健	1．健康教育 健康相談	疾病予防および進行予防
	2．介護予防普及啓発介護予防支援	引きこもり予防，認知症予防の健康教育・相談，家庭訪問，集う場づくり
	3．特定健診 特定保健指導	国民健康保険被保険者および被扶養者に対する内臓脂肪型肥満に着目した健診・保健指導（国民健康保険担当部署との連携），74歳まで
	4．高齢者を支援するネットワークづくりボランティア等の育成・連携	ボランティアの育成および地域交流，支援
精神保健	1．相談事業・支援事業	本人・家族への相談・支援（入・退院支援，疾病管理支援，自立支援）
	2．ネットワークづくり	家族会，作業所・グループホームづくり，地域ネットワークづくり
	3．医療対策	緊急医療，入院医療，自立支援医療
	4．精神保健普及啓発	自殺防止・うつ病対策，精神障害者に対する理解の促進

（資料：手嶋哲子，田中久子：公衆栄養学実習～事例から学ぶ公衆栄養プログラムの展開～，同文書院，p.17，2014，一部改変）

4．事業所給食施設

（1）概論・実習の考え方

　事業所給食施設の臨地実習は，福利厚生，健康の保持・増進を図り，作業効率や生産性の向上を目的として，事業体が勤労者を対象に食事を提供するオフィス・工場・寄宿舎等で行う実習である。法的には「健康増進法」をベースに，「労働基準法」「労働安全衛生法」「労働安全衛生規則」等に基づいて運用し，「食品衛生法」の認可で実施されている。対象者の特性，給食の形態，実施回数等により，業種・業態・業界で異なることを理解する。

1）給食の種類

　　i．**オフィス給食**　　勤務形態もフレックスを含め複雑になり，喫食時間も長くなり，メニューは少量多種類のスタイルをとる。住居の関係からも通勤時間が長く，グローバル化による海外業務との関係からも，昼食以外に朝食・夕食・喫茶・売店等もあり，複雑化している。

　　ii．**工場給食**　　日本の高度成長を支えた製造業が中心であり，現在は生産性の向上と技術特化のため，労働形態の進化，合理・機械化も進み，労働条件を考慮した給食が望まれる。

　　iii．**寄宿舎給食（寮給食）**　　企業等の寄宿舎・寮・研修所の入所者に対して実施される給食で，単身者・性・年齢が限定され，朝・夕2食の提供が多い（研修者の場合は3食が多い）。

2）メニュー

　　i．**セットシステム（定食方式）**　　単式献立とは1種類の定食献立である。複式献立は2種類以上の定食献立が用意され，その中から利用者の好みで選ぶことができる。

　　ii．**カフェテリアシステム**　　利用者の好みにより，主菜，副菜，デザート等，それぞれ数種類の料理の中から自由に選ぶことができる。この方式では，対象者に料理の選び方等の栄養教育が必要である。

　　iii．**弁当配食**　　特別な松花堂弁当やグラムデリもあるが，一般的には昼食を軽く済ませたい対象者に弁当配食もある。

3）運営

　　i．**経営形態**　　直営・準委託・委託等の方法があるが，現実的には給食業務の委託化はすべての給食部門で進んでいる。

　　ii．**管理形態**　　管理費制，単価制，補助金制，テナント制，の4種がある。

　　iii．**給食費徴収システム**　　IDカード，IDカード＋その他，プリペイドカード，プリペイドカード＋その他，等の方法がある。

（2）実習の目的・目標

　事業所等の特定給食施設においては，喫食対象者の要求や給食の条件，それに伴う献立やサービス，栄養管理のあり方等，給食の運営管理に必要な事項について総合的に判断し，衛生・安全面，栄養面，経済面等を全般のマネジメントを実践の場で学習する。

　また，マーケティングの原理や応用（p.109，資料Ⅱ-4-1）について理解するとともに，組織管理等のマネジメントの基本的な考え方や方法を習得する。給食運営の実態を体得し，特定給食における管理栄養士・栄養士の業務や役割について理解する。

（3）実習の内容

1）臨地実習「給食経営管理論」として実習する場合

　事業所給食の目的，特徴を理解し，給食の運営と経営管理を総合的に組み合わせて行う給食マネジメントの基本的事項を学習する。さらに事業所給食の場合，ほとんどが受託経営であるため，委託側であるクライアントとの関係を理解するとともに限られた諸条件（施設・設備，経済性等）の中で，どのように給食が提供されているか，栄養管理とコスト管理の両面からどのような経営戦略・経営努力がなされ，調整しているかを実践的な体験を通して学ぶ。また，近年，事業所では特定健診・特定保健指導制度の導入や「健康日本21（第二次）」により，給食を活用した従業員（利用者）の健康増進，生活習慣病対策が求められており，産業栄養指導者としての活躍も期待されている。このようなことから，この実習では，事業所給食の管理栄養士の役割として，給食利用者の健康管理および栄養教育を担うことを認識しつつ，栄養管理と経営管理の側面から給食事業をどのように行っているかについて理解を深める機会とすることが望まれる（表Ⅱ-4-1）。

【例】

a. 給食施設の業務全般（栄養管理的側面と経営管理的側面を中心に）について基本的な理解を深め，これらの業務がどのような経営理念・経営方針に基づいて運営されているかを考察する。

b. 給食経営管理の知識や技術が，給食の現場においてどのように活用されているかを学習する。栄養管理を行うにあたり，業務の合理化や標準化，コスト管理の視点から，どのような工夫や技術，戦略が用いられているかを学習する。

c. 給食運営部門（給食会社）の組織，業務内容，従事者の役割，コミュニケーションのとり方について学習する。

d. 適時・適温配膳の実施において，どのような施設・設備，機器・備品が用いられ，作業の標準化が行われているかを観察し学習する。

e. 事業所施設では多様なメニュー，高度なサービスが求められることから，給

食の運営システムがこれらのニーズにどのように対応しているかを学習し考察する。
f. 食中毒，異物混入等を防止するために，給食の現場では，衛生管理，衛生教育をどのように行っているかを学習する。
g. 給食利用者へのアンケート調査や残食調査等を通して，マーケティングの基礎を学ぶとともに，品質評価や栄養・食事計画に対する課題等を発見し考察する。
h. 給食利用者への健康管理，栄養情報の提供，栄養教育の方法について考察し，提案する。
i. 調理師や調理員等の従事者との交流やコミュニケーションを図り，事業所給食の現状や課題等について体験し，学び，考える機会とする。

2）校外実習「給食の運営」として実習する場合

事業所給食における栄養・給食業務の意義や目的を理解し，業務の概要を実践の場で学ぶ。また，各種関係法規に基づいた給食管理の実際を学び，運営の実務を体験する。衛生管理を中心に，給食利用者のニーズを把握して給食の改善につながるよう，健康管理や栄養教育の方法についてもあわせて学ぶ。

【例】
a. 給食施設の概要，特性，給食の目的・目標等を学ぶ。
b. 献立作成，栄養価計算，原価管理，食材の発注，納品・検収・保管，下処理・調理，盛り付け・配膳，提供サービスに至るまでの一連の実務業務（全般または一部）を体験し学習する。
c. 大量調理の特性を理解し，調理作業，品質管理においてどのような工夫や技術が用いられているかを体験し学習する。
d. 適時・適温配膳の実施において，どのような施設・設備，機器・備品が用いられ，作業が行われているかを観察し学習する。
e. 食中毒，異物混入等を防止するために，給食の現場では，衛生管理，衛生教育をどのように行っているかを学習する（衛生管理，作業区分，危機管理，HACCP等）。
f. 調理師や調理員等の従業員との交流やコミュニケーションを図り，事業所給食の現状や課題等について体験し，学び，考える機会とする。
g. 喫食者アンケートや各種フェア・イベント等も可能であれば参加し体験する。

（4）事前学習

主体的かつ積極的に臨地・校外実習をするためには，実習に関連した教科の事前学習と準備が必要である。そのためには，実習先の施設の特徴を把握し，その施設でどのようなことが学べるのか，基礎的な事項を理解しておく。

表Ⅱ-4-1　臨地実習「給食経営管理論」（事業所）1単位（45時間）の例

日程	月　日	実習内容 午　前	実習内容 午　後	備　考
	○／○（　）	◇オリエンテーション[1] ◇施設の概要（組織・経営方針・クライアントとの関係） ◇給食部門の業務についての説明（運営方法・ルール等）		1）実習概要・実習日程・課題設定・諸注意・自己紹介等
1日目	○／○（月）	◇管理者・関係者への挨拶 ◇施設見学 ◇衛生教育（施設ルール） ◇厨房業務	◇実習指導者による講話 ・安全衛生管理について ◇デスクワーク ・実習ノートの記入・まとめ ・実習テーマの確認	
2日目	○／○（火）	◇朝礼参加（連絡・指示） ◇厨房業務（検収，調理，盛り付け，提供，後片づけ等）	◇実習指導者による講話 ・栄養管理・メニュー管理について ◇デスクワーク ・実習ノートの記入・まとめ ・実習テーマ別活動（学習）	実習テーマに応じた資料の閲覧等は可能な範囲で行う
3日目	○／○（水）	◇朝礼参加（連絡・指示） ◇厨房業務（検収，調理，盛り付け，提供，後片づけ等）	◇実習指導者による講話 ・給食利用者の栄養教育・健康管理について ◇デスクワーク ・実習ノートの記入・まとめ ・実習テーマ別活動（学習）	
4日目	○／○（木）	◇朝礼参加（連絡・指示） ◇厨房業務（検収，調理，盛り付け，提供，後片づけ等	◇実習指導者による講話 ・原価管理・組織管理について ◇デスクワーク ・実習ノートの記入・まとめ ・実習テーマ別活動（学習）	
5日目	○／○（金）	◇朝礼参加（連絡・指示） ◇厨房業務（検収，調理，盛り付け，提供，後片づけ等）	◇実習ノートのまとめ ◇反省会および報告会 ・実習に対する成果と反省 ・テーマ別活動の成果報告	

（公益社団法人日本栄養士会，一般社団法人全国栄養士養成施設協会：臨地実習及び校外実習の実際（2014年版），p.66，2014，一部省略）

1）実習施設の理解

実習施設の情報は，先輩の実習報告書や施設のホームページおよびパンフレット等から収集する。給食の運営形態には，直営・委託・準直営・協同組合による方法がある。施設の規模や機能を把握する他，施設が力を入れて取り組んでいること等を確認する。

2）社会人としての心得

自分から先に明るく元気に挨拶する態度，時間厳守や私語を慎むことや足を組んで食事をしない，小さなことでも「ほう・れん・そう」（報告・連絡・相談）等のコミュニケーションを意識する。このような社会人として望ましいマナーを，実習前に学内や家庭，社会で心がけて習慣づけておく。

3）課題についてのコミュニケーションのとり方

課題については「どうしたらいいですか」と実習指導者に責任転嫁する聞き方ではなく，「こうしたいのですがいかがでしょうか，アドバイスをお願いします」と積極的に聞く態度を演習して自信をつけておく。

4）実習科目別の事前学習

❶ 臨地実習「給食経営管理論」として実習する場合

給食運営や関連の資源を総合的に判断し，安全面・栄養面・経済面全般のマネジメントを行う能力を養う。臨地・校外実習では「実践活動の場での課題発見，解決を通して，栄養評価・判定に基づく適切なマネジメントを行うために必要とされる専門的知識および技術の統合を図る」ことが目的であることを復習しておく。

a. 栄養管理，食事計画，献立計画，食材管理，調理作業，配食・配膳，下膳・洗浄・清掃，衛生安全管理，施設・設備管理，帳簿管理，運用評価等の一連の流れを理解する。
b.「日本人の食事摂取基準」の内容を理解しておく。
c. オーダリングシステム等の食事オーダーシステムを理解しておく。
d. リスクマネジメントに関する用語を理解しておく。
e. クックチル等の調理方法について理解しておく。
f. 嗜好調査や摂取量調査の手法や解析の方法を整理し，調査ができるようにしておく。

❷ 校外実習「給食の運営」として実習する場合

対象者の栄養管理基準に沿って栄養管理計画を立案する。安全で対象者が満足する食事を提供することが目的であることを復習しておく。

a. 衛生管理（大量調理施設衛生管理マニュアル）に関する法令を覚える。
b. 適時・適温給食の方法や機器について理解しておく。
c. 調理や盛り付け時の注意点を考え，手技を練習する。

表Ⅱ-4-2　実習に必要な基本事項

HACCP	食品の製造過程で発生する可能性のある衛生・品質上の危険性を分析し，安全性確保のために監視すべき重要管理点を定め，厳格に管理・記録を行うシステム。危害分析重要管理点方式
品質管理	喫食者の求める品質の食事やサービスの品質が，企画に合い，一定の水準を保つように生産工程を管理することである
サイクルメニュー	一定期間の献立を定めそれを繰り返し実施する給食管理の方法
ABC分析	在庫管理や販売管理等で大量の管理対象の物品を管理するにあたり，何らかの観点でグループ化してそのグループ単位の中で重要なものを重点的に管理する手法
健康増進法	国民の健康維持と現代病予防を目的として2002（平成14）年に制定された法律である。国における高齢化の進展や疾病構造の変化に伴い，国民の健康の増進の重要性が増大しており，健康づくりや疾病予防を積極的に推進するための環境整備が要請されている
労働基準法	労働契約，賃金，労働時間，休憩・休日，年次有給休暇，労働災害補償等労働条件の最低基準を定めた法律である。労働者が「人たるに値する生活」を営むには，法律による労働条件の最低基準の設定が必要である
労働安全衛生法	労働基準法と相まって，労働災害の防止のための危害防止基準の確立，責任体制の明確化および自主的活動の促進の措置を講ずる等その防止に関する総合的計画的な対策を推進することにより職場における労働者の安全と健康を確保するとともに，快適な職場環境の形成と促進を目的とする法律である
労働安全衛生規則	労働安全衛生法に基づき，労働の安全衛生についての基準を定めた厚生労働省令である
OJT	企業等での社員の教育・訓練法の一つで，現場で上司や先輩が指導役となり，実際の業務を行う中で必要な知識や技能を身につけさせていく方式。新人教育の最終段階等で行われることが多い

d. いろいろな食材の切り方を練習しておく。

e. 衛生管理の方法を確認しておく。

（5）実習のポイント・研究課題

1）実習のポイント

　臨地実習施設における実習前の準備として自分の学習目標を達成するためには，各自が課題内容を考え，実習に臨む。学内での学習を発展させた実践活動の場を取り入れた課題とする。

　どのようなことを知りたいのか→そのためにはどのような手段を使って予習をするのか→仮説を立て→考察する。事前学習でまとめておくことが求められる。

研究課題は，実習開始前に実習施設の管理栄養士・栄養士に説明・提出ができるように，研究課題に対する自分の考えや意欲を明確にしておく。

2）研究課題
❶ 実習テーマ
実習を通して，何を学びたいのか，そのためにはどのような方法をとるのか，どのような仮説を立てるのか，学内で学んだことを基本として実際の現場での経験を想定して目標を設定する。

【例】
a. 事業所では，管理栄養士・栄養士が調理師やパートの方にどのようにかかわり，給食管理を運営しているのかを知る。
b. 事業所では，集客率を上げるためにどのように工夫をしているのかを知る。
c. 事業所では，メタボリックシンドロームの対象者にどのような栄養教育をしているのかを知る。

❷ テーマ設定の理由，実習の目的
事業所実習で学びたいことを明確化する。

【例】
a.「給食経営管理論」で学んだことを実際に経験し，どのようなことが知識・技術不足なのかを知る。
b. 自分が理想としている管理栄養士・栄養士像と事業所の現場に勤務している管理栄養士・栄養士との相違点を知る。

❸ 課題
実習課題のテーマを達成するための具体的な課題を設定する。

【例】
a. 事業所で行っている環境問題への取り組みを知る。地球温暖化を中心として酸性雨，動食物多種多様化等，さまざまな環境問題が取り上げられ，地球環境を健全な状態に保全し，環境に関してどのような対策が取られているかを研究テーマとした。
b. 集客数を上げるための事業所戦略を知る。同じ施設に多数の給食事業会社が入っている中で，集客数を上げるための独自の戦略をテーマにした。

❹ 課題達成のための方法
課題達成のために実習期間中にどのように行動をとるのか。

【例】
a. 環境問題について事前学習をしてまとめておく。現場では，環境保全活動を推進し，環境マネジメントプログラムを作成し取り組んでいる内容を具体的に学ぶ。
b. 集客数を上げる対策案を事前学習でまとめておく。現場ではフェア・イベン

ト・コラボメニューや新鮮な食材のこだわり，体に喜ぶメニュー（ヘルシー＆バランスメニュー），ディスプレイの工夫等がされていたので，その効果を知り考察する。

❺ 実習課題のまとめ

実習最終日もしくは実習終了後には，実習課題をまとめ，実習施設の管理栄養士・栄養士にその成果を報告し，アドバイスやコメントをもらう。そのことで問題点や改善点が明らかになる。さらに，どの程度，実習課題を達成することができたのか，その取り組みの評価を行う。達成できなかった部分は，何が足りなかったのか，どうして達成できなかったのかを検討することが大切である。

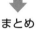

図Ⅱ-4-1　臨地実習「給食経営管理論」における
個別テーマ設定と取り組み手順

（6）実習ノートの記載

実習施設である事業所施設は，各施設によって運営方法が異なる。そのため，管理栄養士・栄養士の業務も異なってくるので実習施設の特徴を踏まえた実習ノートの記載を意識する。記載内容の前に，実習ノート記載時の注意点を確認する。各項目で求められる記載内容のポイントを理解する。

実習ノート1日分の参考例を示す（表Ⅱ-4-3）。

「何を学びたいのか」「どのような点に着目するのか」を考え，記載する。

表Ⅱ-4-3　臨地実習ノート（例）

〈第　　日〉○○年×月△日（▲）　開始　時　分　終了　時　分		
本日の目標		
・厨房業務で調理補助をしっかり行う。 ・現場での衛生管理を学ぶ。		
実習内容	【午　前】	【午　後】
	調理補助（料理を均一に盛り付けられるよう品質管理を学ぶ）	・現場の作業に携わり，実際の衛生管理を理解する。
気づいたこと・理解を深めたこと・今後の課題		
《品質管理》 ・盛り付けを中心にさせていただき，効率よく作業を進め均一に盛り付けることを学んだ。 ・大量調理が実際にどのようにされているかを体験することで，調理師さんの手際のよい盛り付け等を学んだ。 ・お客様に対する「お客様は第一」の姿勢を学ぶことができた。 《衛生管理》 ・手洗い，盛り付け・提供時の手袋やマスクの着用を徹底していた。 ・中心温度75℃以上1分以上や冷蔵庫の温度管理等は徹底していた。 ・料理は温かいものは温かく，冷たいものは冷たく，と温度管理をされていた。 《今後の課題》 与えられたことしかできず，自分から積極的に動くことができなかった。 仕事はたくさんあるので迅速に行動して，自分から仕事をいただくようにしたい。 今後は，従業員やお客様とのコミュニケーションを円滑にとりたい。		

（7）実習の評価

　　実習終了後に，実習指導者による評価が行われる。評価の着眼点は，「学ぶ姿勢」「社会人としての常識的な行動」「課題発見と問題解決への取り組み」「協調性・協働性（ディスカッションへの参加等）」「給食経営管理に関する専門知識と技術の統合」等であり，これらは学生に求められる「実習生の姿」である。この内容については，学生が実習前に把握し，意識して実習に臨むことが大切である。実習評価表の参考例として評価項目の基準を示す（表Ⅱ-4-4）。

（8）実習の自己評価・学びの確認

1）課題（気づき）・問題解決

　　実習終了後に学生自身による自己評価を行う。自己評価項目とその基準の参考例を示す（表Ⅱ-4-5）。学生が評価項目について目的をもって意識して取り組

4．事業所給食施設

表Ⅱ-4-4　臨地実習（事業所給食施設）ルーブリック（この科目の評価項目・評価基準）実習指導者用

	4 （優れた到達レベル）	3 （良好な到達レベル）	2 （最低限の到達レベル）	1 （努力が必要）
学ぶ姿勢	積極的に明確な目的・目標をもって実習に臨む姿勢がみられ、自発的に質問している。	自発的な質問はないが目的・目標をもって実習に臨む姿勢がみられる。	問いかけに対して反応はあるが（目的・目標をもっている）、スタッフに促されてから行動している。	スタッフからの問いかけや質問に対し、返事や意思表示が曖昧であった。目的・目標をもって実習に臨む姿勢がみられない。
社会人としての常識的な行動	施設の規範やルールを理解し、自己の良心に従って行動できる。	施設の規範やルールを理解し、常識的な行動ができる。	施設の規範やルールを十分に理解していないが、他者に迷惑をかけない行動ができる。	他者に迷惑をかけている。社会人として、常識的な行動ができない。
課題発見と問題解決への取り組み	新たな課題を発見し、知識と技術を活用しながら問題解決を行うことができる。	新たな課題を発見し、知識と技術を活用しながら問題解決に取り組むことができる。	与えられた課題に対して、問題解決に取り組むことができる。	与えられた課題に対して、問題解決に取り組むことができない。
協調性・協働性（ディスカッションへの参加等）	他の実習生と積極的にディスカッションができ、協力して課題を解決している。	他の実習生と協力して課題を解決している。	スタッフに促されてから、他の実習生と協力して課題を解決している。	他の実習生と協力して課題を解決しようとせず、ディスカッションに参加しない。
給食経営管理に関する専門知識と技術の統合	実習前の給食経営管理に関する専門知識や技術と臨地実習での学びを体系的に理解している。	実習前の給食経営管理に関する専門知識や技術と臨地実習での学びについて、共通点と一致しない点を分析している。	実習前の給食経営管理に関する専門知識や技術と臨地実習での学びについて、共通点と一致しない点があることを理解している。	実習前の給食経営管理に関する専門知識や技術と臨地実習での学びを結びつけていない。

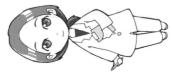

表Ⅱ-4-5 臨地実習（事業所給食施設）ルーブリック（この科目の評価項目・評価基準）学生用

	4（優れた到達レベル）	3（良好な到達レベル）	2（最低限の到達レベル）	1（努力が必要）
学ぶ姿勢	積極的に明確な目的・目標をもって実習に臨み、自発的に質問した。	自ら質問はしなかったが、目的・目標をもって実習に臨んだ。	問いかけに対して返事はしたが、自発的な発言が少なかった。スタッフに促されてから行動した。	スタッフからの問いかけや質問に対し、反応があいまいであった。
社会人としての常識的な行動	施設の規範やルールを理解し、自己の良心に従って行動した。	施設の規範やルールを理解し、常識的な行動ができた。	施設の規範やルールを十分に理解していなかったが、他者に迷惑をかけない行動ができた。	他者に迷惑をかけた。社会人として、常識的な行動ができなかった。
課題発見と問題解決への取り組み	自発的に新たな課題を発見して、さまざまな手段により、問題解決を行うことができた。	自発的に新たな課題を発見し、問題解決に取り組むことができた。	自ら課題を発見できなかったが、与えられた課題に対して、問題解決に取り組むことができた。	与えられた課題に対して、解決に取り組むことができなかった。
協調性・協働性（ディスカッションへの参加等）	他の実習生と積極的に協議し、協力して課題を解決することができた。	他の実習生と協力して課題を解決することができた。	スタッフに促されて、他の実習生と協力して課題を解決することができた。	他の実習生との協議には参加しなかった。協力して課題を解決しようとしなかった。
給食経営管理に関する専門知識と技術の統合	給食経営管理に関する専門知識や技術と臨地実習での学びを結びつけることができた。	給食経営管理に関する専門知識や技術と臨地実習での学びについて、共通点と一致しない点があることに気づき、分析した。	給食経営管理に関する専門知識や技術と臨地実習での学びについて、共通点と一致しない点があることに気づいた。	給食経営管理に関する専門知識や技術と臨地実習での学びをまったく結びつけようとしなかった。

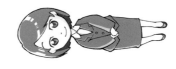

むことが大切である。学生が実習開始からすべての実習内容を振り返ることにより，客観的な評価を行うことができ，自分自身の課題発見となる。

2）個人別実習テーマの自己評価例

課題についてどのように学べたか，あるいは学べなかったかを評価する。
表Ⅱ-4-6は，個人テーマを二つ設け，その結果を記した例である。

表Ⅱ-4-6　臨地実習「給食の運営」個人課題（例）

個人課題	達成可否	達成不可理由
①喫食者に対する栄養教育	○	
②集客率を上げるためのメニュー開発と提案方法	×	時間がなくて学べなかった

表Ⅱ-4-6でとりあげた個人課題「①喫食者に対する栄養教育」について，研究課題としてまとめたものを表Ⅱ-4-7に示す。

表Ⅱ-4-7　臨地実習「給食の運営」研究課題（例）

```
1．テーマ
　喫食者に対する栄養教育
2．目　的
　社員食堂における喫食者に対する栄養教育がどのように行われているか学ぶ。
3．方　法
　管理栄養士および資料から情報を得る。
4．結　果
　・毎月発行される栄養メモの掲示
　・栄養ポスターの掲示
　・献立の栄養量の掲示
5．考　察
　栄養メモやポスターは生活習慣病予防をテーマとして作成されており，30～40歳代の多い職場においては栄養教育の方法として効果的であると考えた。
6．感　想
　毎食提供する給食の媒体を通しての栄養教育は，大変具体的で理解しやすいと思った。生活習慣病の一次予防としての役割を果たしていると感じた。
```

（9）今後に向けて

実習が終了すると，実習指導者から実習目的・目標を踏まえて，学生一人ひとりが実習中における知識や技術，態度・行動・マナー等の評価を受ける。実習指導者は業務で多忙の中，実習生に対して懇切ていねいに指導にあたっていること

を念頭に置き,学生は誠意と感謝の気持ちをもって実習ノートをまとめることが大切である。

臨地実習終了後は,実習ノートや臨地実習報告書を作成し,臨地実習報告会で発表する。実習中に体験できなかったことや学べなかった内容については,他施設においての実習報告を参考にして今後に向けての学びとしてほしい。

参考文献
- 芦川修貳,古畑 公編著：栄養士のための給食実務論 第3版,学建書院,2011
- 公益社団法人日本栄養士会,一般社団法人全国栄養士養成施設協会：臨地・校外実習の実際（2014年版），2014
- 木戸詔子,福井富穂編：臨地校外実習のてびき 第2版,化学同人,2010
- 相原 修：ベーシックマーケティング入門 第4版,日本経済新聞出版社,2007
- 鈴木久乃,君羅 満,石田裕美：給食経営管理論 改訂第2版,南江堂,2012

●資料Ⅱ-4-1　マーケティングの原理や応用●

　管理栄養士養成課程において，「給食管理論」が「給食経営管理論」として位置づけられて15年以上になる。給食経営管理論における教育目標は，「給食運営や関連の資源（食品流通や食品開発の状況，給食にかかわる組織や経費等）を総合的に判断し，安全面・栄養面・経済面全般のマネジメントを行う能力を養う。マーケティングの原理や応用を理解するとともに組織管理等のマネジメントの基本的な考え方や方法を習得する」とされている。

1．マーケティングとは

　市場をつくり維持する企業活動のことである。人間はいろいろな欲求をもっている。各種の製品やサービスは，それを満たすためにつくられている。情報化，グローバル化の波の中で変化する消費者に対応しなければならない。マーケティングについて下図に示す。

① 顧客のニーズを探り，それを満たすための企業の活動である。
② 技術・経済，社会の変化に対応することが求められている。とくに現在は情報技術の変化やグローバル化の波が押し寄せてきている。
③ 商品の流通の研究として始まり，企業を中心に発展してさまざまな組織にも活用されている。
④ 不特定多数の消費者を相手とするのではなく，特定の顧客として関係性を重視する傾向が生まれている。

```
        マーケティングとは
              ↓
    顧客へ価値あるモノ・サービスを提供
              ↓
 ┌─────────────────────────────┐
 │ 企業活動の基本                │
 │ 顧客を作り，競争に勝つために，│
 │ マーケティングを活用          │
 │ （顧客の創造と維持，長い付き合い）│
 └─────────────────────────────┘
```

2．マーケティング活動の基本

　生産者により生産された製品が，商品として販売者である企業により，消費者の手元に届くまでの流通過程を流通チャンネルという。この流通チャンネルの末端にある消費者は，希望する標品の対価を払って，それを入手する。この流通過程の中で，生産者または販売者は，従来の商品に比較して，新規商品の特徴，品質や使い勝手等の改良点，価格面での経済性等について，いろいろなメディアを利用して，消費者に知らせて販売意欲を刺激する。消費者はそれらの情報から，使用結果の有効性や経済的な利益を推測して購入する。そして使用した結果，期待した通り満足するものであれば続けて購入され，満足できなければ次回の購入にはつながらない。常に，「顧客志向」であることがマーケティング活動の基本であり，そのことがマーケティングの基本理念である「顧客満足」につながる。

3. 顧客満足とは

　顧客である消費者の欲望，希望に応え，その需要を呼び起こすことである。この欲望や希望は，社会環境や個人の意識によるので常に流動性をもって変化している。それでは，消費者である顧客に満足を与えて，売上を伸ばすには何が必要となるのであろうか。それは，「付加価値」「サービス」に尽きる。それは物質的なものではなく，感覚的・心理的なもので，形，色違い，使い勝手のよさ，清潔感，好感をもたれる応接の態度等である。

4. マーケティングリサーチ

　顧客満足を徹底するには，顧客である消費者の意識や動向を把握して，その希望に対応することが基本である。商品についての消費者の希望，期待，使い勝手の良否や，問題点に関する情報をもとに，具体的な改良の意見等，また競合他社製品についての評価比較等を的確に把握・分析し，その結果を商品の改良，新製品の開発または販売方法の改善に活かす等，マーケティング戦略を策定しなければならない。そのためには，消費者の動向を把握することが必要である。この消費者の動向を把握する方法を，「マーケティングリサーチ」という。その調査方法は，質問調査法，パネル・テクニック調査法，動機調査法，観察調査法等があり，目的によって使い分ける。

5. マーケティング・ミクスとは

　マーケティングに用いられる一連の手法や活動は，「マーケティング・ミクス」と総称される4Pである。対象客層により構成される市場に対応するために，いろいろなマーケティングの方法を合わせて行うことをいう。多様化している市場において，消費者のどのレベルをターゲットとして販売戦略を決定するかは，企業にとって重要な課題である。その決定要因は，①市場での流通量が適度にあること，②将来的に需要の成長が見込まれること，③機能等に改良の余地があること，④同業他社の独占状態にないこと，等である。このことについて，総合的そして長期的な観点から慎重に検討して決定する。

　マーケティング活動を戦略として実行するための内容を，より具体化すると，いわゆる4Pということに要約され，これらのことが相互に関連しあって実行されなければならない。マーケティングの4Pを下表に示す。

　この4Pを統合し競争の手段としてマーケティング・マネジメントを行う。

マーケティングの4P

主な競争の手段	具体的な内容例
商品生産計画 【Product】	品質（耐久性，信頼性），特性，付属品，スタイル，デザイン，包装，サービス，保証，ブランド，納期 製品の種類
販売流通の経路 【Place】	カバーする地域，立地，在庫，輸送，流通業者との結びつきの業者
価　格 【Pricing】	定価，値引き，支払条件（クレジット，下取り），信用条件
販売促進の宣伝 【Promotion】	広告宣伝，販売員の数・技能，パブリシティ，イベントの開催頻度・種類

6．集客数の拡大とマーケティングの応用

「お客様への価値の提供」という筋を一本通すと，4Pの基本理論のすべてがつながる。

事例を述べる。
・商品生産計画：食事としての味付け，メニューのバラエティー，適温・適量提供
・販売流通の経路：食品の産地や流通経路を把握して提示，オペレーションを工夫して取りやすく，待たせない，クレームの対応
・価　格：価格を下げずに主食の量を調整し，飲み物・デザートを追加
・販売促進の宣伝：行事食・イベントメニュー，日替わり定食，POP（Point of purchase advertising：ポップ広告ともいう。販売促進のための広告媒体）の活用，料理の陳列の工夫

7．給食食管理の経営管理

給食企業では管理栄養士に店舗運営を任せる機会が増えている。食事計画だけでなく，事業運営全体の責任を担ってもらい，人件費を有効利用するという経営判断がある。管理栄養士のもつべき経営センスとはどのようなものだろうか。
① 組織の目的を理解すること。
② リーダーシップを発揮し，自分の任された店舗の運営を組織の目的に沿ったものにすること。
③ 営業収入，材料費，人件費，利益目標等を理解し管理すること。
④ 雇用形態の違いによる待遇差等を克服し，チームのモチベーションを高めること。
⑤ 顧客第一主義をどこまで貫くか。
等が考えられる。

管理栄養士が栄養バランスを考えたメニューを踏まえ，顧客を満足させて集客数を最大化するために何ができるかを常に考える姿勢が求められ，期待されている。

5．学校給食施設

（1）概論・実習の考え方

　学校給食の対象は，小学校，中学校の児童・生徒，特別支援学校の幼稚・高等部の幼児・生徒，夜間課程を置く高等学校の生徒である。

　近年，児童・生徒の食をめぐっては，心身の成長に重要な時期にありながら，栄養素摂取の偏り，朝食の欠食，子どもがひとりだけで食べるいわゆる孤食等，さまざまな問題があげられており，児童・生徒に対して提供する学校給食の意義は大きい。

　学校給食の運営は，教育委員会や校長等のもと，栄養教諭または学校栄養職員が学校給食栄養管理者として学校給食の栄養に関する専門的事項を担当している。

　学校給食は，「児童・生徒の心身の健全な発達に資するものであり，かつ，児童・生徒の食に関する正しい理解と適切な判断力を養う上で重要な役割を果たすもの」とされ，適切な栄養の摂取による健康の保持増進・体位の向上を図ることや，望ましい食習慣の形成，人間関係の形成，伝統的な食文化への理解等が目標に掲げられている。そのため，実習施設である学校では，給食の食材として，地域の産物や郷土料理の活用，米飯給食の拡大等の取り組みが進められている。

　また，おいしい給食であることはもちろんのことであるが，「学校給食衛生管理基準」に従って安全な給食の提供が行われている。

　学校給食施設は調理方式によって「単独校調理場」と「共同調理場（いわゆる学校給食センター）」の二つに区分されるが，いずれにおいても，成長期にある子どもを対象に昼食として食事を提供する給食提供システムの学習が中心となり，年齢に応じた栄養基準量と献立作成，調理・盛り付け，学校給食の目標等，給食業務全般を実践の場で体験学習する。

　成長・発育段階に応じた栄養教育に関与している，いわゆる「教育の一環」という学校給食の位置づけを理解し，また，教育現場での実習であることを認識して良識ある行動を心がける。さらに，実習では児童・生徒と接する機会を設定されることも多いため，子どもの心理や日常行動を理解しつつ，教育的配慮をもった接し方が求められる。子どもの視点に立って物事を考えることも必要となる。

（2）実習の目的・目標

　「給食の運営」の実習は，「給食業務を行うために必要な，食事の計画や調理を含めた給食サービスに提供に関する技術を修得することである。学校という実践活動の場において，給食に必要な給食費，献立作成，材料発注，検収，食数管理，調理作業，配膳等の基本的業務に関する実習を行うことであり，実習での体

験を通して，必要とされる集団給食における調理技術および給食計画立案能力，給食実務に関する処理能力の修得等，給食の運営に関する専門的知識および技術の統合を図る。

❶ 課題発見（気づき）・問題解決
a. 児童・生徒の特性に応じた給食提供システムが構築され，実施されていることに気づく。
b. 給食施設のレイアウトが，作業動線や衛生管理等の理にかなったものであることに気づく。
c. 衛生管理の徹底がいかに難しいかに気づく。
d. 業務が，計画通りに進まないことが多いことに気づく。
e. 時間内に処理することの難しさと現場従事者の工夫等について気づく。

❷ 専門的知識と技術の統合
a. どのような法律に基づいて給食が提供されているかを学ぶ。
b. 献立作成から材料発注，検収，食数管理，調理作業等の栄養・食事管理，配膳までの一連の業務に必要な知識と技術を学ぶ。
c. 大量調理の特性と留意点を知り，生産（調理）作業にどのように反映されているかを学ぶ。
d. 衛生管理が給食の現場でどのように実施されているかを学習し，体験する。
e. 給食運営を行うための施設・設備管理，作業領域について学ぶ。

STEP UP　栄養教諭と学校栄養職員

「学校給食法」では，学校給食の栄養管理をする者を栄養教諭もしくは栄養士免許取得者と定めている。栄養教諭は，教育職員であり，管理栄養士・栄養士の専門性を身につけた教員である。学校栄養職員は，管理栄養士もしくは栄養士の資格をもった栄養の専門職員である。今後は，栄養教諭の配置割合が増加し，学校における「給食の運営」の実習は，管理栄養士の資格を有する栄養教諭の指導を受けることが増加すると予想される。

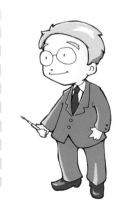

（3）実習の内容

1）実習の内容
学校における「給食の運営」の実習は，給食提供システムを構成するサブシステム（実働システム）を具体的に学ぶ場となる。さらに，学校給食栄養管理者である栄養教諭の職務である「学校の食育」の体験学習をすることも考えられる。

a. 実習施設におけるオリエンテーション
b. 給食機構の概要，給食施設の特質，給食の目的・目標，学校給食の事故時対応等の講義
c. 食に関する指導計画，学校給食実施計画や学校栄養管理者の役割等の講義
d. 給食のコンピュータシステムや各種帳票の概要に関する講義や体験実習
e. 献立作成および栄養価算定，食材管理，調理，衛生管理等の給食実務について体験実習
f. 給食時間の巡回や児童・生徒との会食
g. 給食時間における児童・生徒への食に関する指導（学校の食育）の媒体作成および指導

2）実習の日程

日程の一例を示す（表Ⅱ-5-1）。

表Ⅱ-5-1　校外実習「給食の運営」（学校）1単位（45時間）の例

日程	月　日	実習内容		
		午　前	給食時間	午　後
	○／○（　）	◇オリエンテーション（実習概要・注意事項・自己紹介等）		
1日目	○／○（月）	◇管理者・関係者への挨拶 ◇施設概要と特徴説明 ◇業務の概要 ◇施設の見学	◇教室へ ◇児童・生徒の給食状況の把握 ◇児童・生徒と給食を通してのふれあい	◇衛生管理の概要 ◇管理栄養士・栄養士の役割 ◇子どもの発達と食育の講義
2日目	○／○（火）	◇給食管理 ・厨房業務（検収・調理） ◇厨房内の衛生管理	◇教室へ ◇児童・生徒の給食状況の把握 ◇児童・生徒と給食を通してのふれあい	◇厨房業務（洗浄） ◇栄養管理・献立管理の方法 ◇安全衛生管理の方法
3日目	○／○（水）	◇給食管理 ・厨房業務（調理・衛生管理）	◇教室へ ◇児童・生徒の給食状況の把握 ◇児童・生徒と給食を通してのふれあい	◇厨房業務（残食調査・洗浄） ◇学校給食に適した献立の作成 ◇校内放送の栄養講話準備
4日目	○／○（木）	◇給食管理 ・厨房業務（調理・衛生管理）	◇教室へ ◇児童・生徒の給食状況の把握 ◇児童・生徒と給食を通してのふれあい	◇学校給食に適した献立の作成 ◇校内放送の栄養講話準備
5日目	○／○（金）	◇給食管理 ・厨房業務（調理・衛生管理）	◇教室へ ◇児童・生徒と給食を通してのふれあい ◇校内放送にて栄養講話	◇教頭先生や管理栄養士・栄養士の先生たちとの学校給食や食育に関する討論会 ◇「給食の運営」のまとめ ◇反省会

（公益社団法人日本栄養士会，一般社団法人全国栄養士養成施設協会：臨地実習及び校外実習の実際（2014年版），p.63，2014，一部改変）

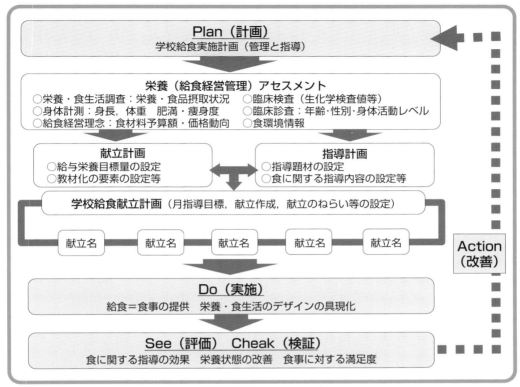

図Ⅱ-5-1　学校給食マネジメント

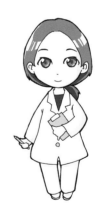

STEP UP　サブシステム

　給食を直接提供するために直接にかかわる運営業務で，栄養・食事管理，生産管理（調理・食材料），品質管理，安全・衛生管理，危機管理等がある。

　臨地実習「給食経営管理論」として実習する場合には各サブシステムのみならず，図Ⅱ-5-1を参考にトータルシステムの面からも学ぶ必要がある。

（4）事前学習

1）事前学習の内容

　学校給食施設における実習を有意義で効果的なものにするためには，事前学習が重要となる。管理栄養士養成課程における給食経営管理論および栄養士養成課程における給食計画論（実務論）で修得した給食管理にかかわる知識と技能を復

習するとともに，関連法令を含め，学校給食に関する内容を事前学習するとともに，給食時間に児童・生徒と会食をすることも考えられるので，子どもたちとコミュニケーションがとれることや，模範となる食事マナーを身につけていること等も必要となる。

a. 「学校給食法」「食育基本法」を理解しておく。
b. 子どもを取り巻く食環境と学校給食の目的・目標を認識しておく。
c. 学校給食の特性の理解：心身ともに成長期であること，病気に対する抵抗力の低い低年齢の児童もいる等，年齢の幅がある。学校給食の種類は，「学校給食実施基準」に基づいて完全給食，補食給食，ミルク給食に区分される。
d. 学校給食の実施形態と組織の理解：学校給食の実施形態は，「単独調理場方式」と「共同調理場方式」がある。また，学校給食の運営形態は「直営方式」と「委託方式」に分けられるが，献立作成の委託は認められていない。
e. 学校給食の管理について：児童・生徒に必要な栄養量その他の学校給食の内容および学校給食を適切に実施するために必要な事項について，維持されることが望ましい基準として「学校給食実施基準」「学校給食衛生管理基準」が定められている。「学校給食実施基準」（p.128，資料Ⅱ-5-3）で定められている「学校給食摂取基準」（p.129，資料Ⅱ-5-4）を踏まえて給与栄養目標量が設定されていて，それに基づき，献立計画立案は学校栄養管理者が行っている。学校栄養管理者は，学校給食が実施される施設（単独調理場，共同調理場）に配置するよう規定されている。
f. 献立作成，料理や食品の知識を身につけておく。
g. HACCPの概念について理解しておく。
h. 調理技術を学んでおく。
i. 栄養教育の基礎について理解しておく。
j. 小児期（学童期・青年期）の身体的・栄養学的特徴について学んでおく。
k. 子どもとのコミュニケーション：ボランティア等に参加して子どもたちとの接し方に慣れておく。
l. 食事の正しい食べ方：偏食や箸の誤った持ち方は矯正しておく。また，口に食べ物が入ったまましゃべらない等，日ごろから基本となる食事の食べ方について考え，身につけておく。

2）栄養教諭と学校栄養職員の職務

❶ 栄養教諭の職務

2005（平成17）年，子どもたちが望ましい食習慣と食の自己管理能力を身につけられるよう，栄養教諭制度が創設された。職務として「食に関する指導」と「学校給食の管理」を，次のように示している。

食に関する指導と給食管理を一体のものとして行うことにより，地場産物を活用して給食と食に関する指導を実施する等，教育上の高い相乗効果がもたらされる。

　　ⅰ．食に関する指導
a．肥満，偏食，食物アレルギー等の児童・生徒に対する個別指導を行う。
b．学級活動，教科，学校行事等の時間に，学級担任等と連携して，集団的な食に関する指導を行う。
c．他の教職員や家庭・地域と連携した食に関する指導を推進するための連絡・調整を行う。

　　ⅱ．学校給食の管理
a．栄養管理，衛生管理，検食，物資管理等を行う。

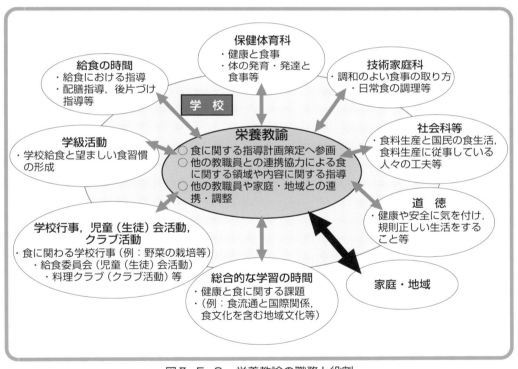

図Ⅱ-5-2　栄養教諭の職務と役割
（文部科学省：食に関する指導の充実と栄養教諭に期待される役割
　　　　　　http://www.mext.go.jp/b_menu/hakusho/html/hpab200401/hpab200401_2_020.html）

❷　学校栄養職員の職務

学校栄養職員の職務は，昭和61年文部省体育局長通達が職務の根拠となっている（表Ⅱ-5-2）。

表Ⅱ-5-2　学校栄養職員の職務内容

学校給食に関する基本計画への参画	1．学校給食に関する基本計画の策定に参画する 2．学校給食の実施に関する組織に参画する
栄養管理	3．学校給食における所要栄養量，食品構成表および献立を作成する 4．学校給食の調理，配食，施設設備等に関し，指導，助言を行う
学校給食指導	5．望ましい食生活に関し，専門的立場から集団または個別指導を行う 6．家庭・地域連携を推進するための事業を策定および実施する
衛生管理	7．調理従事員・施設設備・食品の衛生の適正を期するため，日常の点検および指導，助言を行う
検食	8．学校給食の安全と食事内容の向上を期するため，検食の実施および検査用保存食の管理を行う
物資管理	9．学校給食用物資の選定，購入，検収および保管に参画する
調査研究等	10．学校給食の食事内容および児童・生徒の食生活の改善に資するため，必要な調査研究を行う 11．学校給食の栄養に関する専門事項の処理，指導，助言，協力を行う

（5）実習のポイント・研究課題

1）実習のポイント

❶ 講　義

a. 学校の沿革，教育目標，学校運営，校務分掌，地域社会との関係，教職員役割，PTA活動等について知る。
b. 食に関する指導計画，学校給食実施計画の立案と栄養管理者の役割，食育の組織，PTA学校給食部会等について知る。
c. 学校給食の事故時対応の実際について知る。

❷ 厨房業務

a. 一連の業務を体験し，大量調理における作業上の問題点や工夫点を知る。
b. 安全・安心な給食の提供のための取り組みを知る。また，その根拠となる法令と照らし合わせる。
c. 調理員との連携について学ぶ。
d. 施設や設備の使用目的とともに作業動線についても考える。
e. 喫食状況の把握の方法を知る。
f. 残食量を減らす工夫を知る。

❸ 献立作成や食育

a. 学校給食の目的・目標を理解した上で，それを果たすためのさまざまな取り組みについて知る。
b. 学校給食の献立の役割と給食時間の指導の関連について理解する。
c. 食に関する指導計画に基づいた給食実施について知る。
d. 学級活動における食に関する指導の目標，内容，方法を知る。

❹ その他

a. 給食に関する事務作業の実際について知る。
b. コンピュータシステムの導入状況について知る。
c. 他の教職員との連携について知る。

2）研究課題

「給食の運営」の実習では，研究課題の設定や取り組みについては求められていないが，目的・目標をもち，どのようにしたら学べるのかを事前に考えて実習に臨むことは必要である。

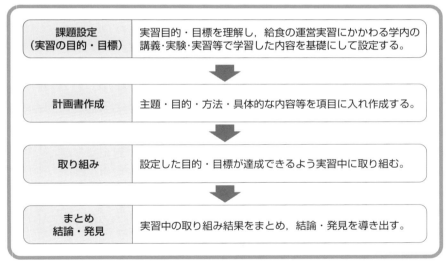

図Ⅱ-5-3　研究のすすめ方

❶ 実習の目的・目標の設定（例）

a. 学校給食施設におけるコンピュータシステム活用の実際を知る。
b. 衛生管理の実際を学び，理解する。
c. 児童・生徒の嗜好と学校給食献立の立案の工夫を考察する。
d. 学校における食育の実際について知る。
e. 残食を減らす工夫について考察する。
f. 学校における管理栄養士・栄養士の役割について理解する。

（6）実習ノートの記載

　毎日の実習における記録をすることは，その日の実習目的・内容の確認や翌日の実習に向けての準備につなげる意味をもつ。その日に実習した学習内容を記録することはもちろんであるが，観察・参加・実習した項目についての感想や発見・学び，今後の方向性等を自分の言葉で記録することが重要である。献立作成，材料発注，検収，食数管理，調理作業，配膳，食の教育といった個々に関する学びについて記載するとともに，学校給食という全体をとらえて記載することも大切である。記載に際しては，スペースや枠に合った分量とし，実習中に観察・体験・実習により得た新たな発見や感想，今後の取り組み等を中心に簡潔に記述する。記載例を表Ⅱ-5-3に示す。

（7）実習の評価

　実習の評価は，実習施設において学生に対して行われ，その評価の観点は，実習態度，実習意欲，給食管理項目の理解度，課題に対しての習熟度等である。評価項目は実習後のみならず，実習前，実習中にも確認し，よい実習となるように努める。評価項目と基準の例を示す（表Ⅱ-5-4）。

（8）実習の自己評価・学びの確認

1）自己評価

　学生自身が実習態度や実習への取り組み方，さらには実習目的・目標に対する達成度等を評価することは重要である。実習生の自己評価は，実習終了時に実習施設に提出する場合もある。評価項目と基準の例を示す（表Ⅱ-5-5）。

2）実習終了後のまとめ

　実習施設の実習指導者から提出を求められた課題や実習ノートは，実習終了後，速やかに整理し送付する。また，学内において実施される反省会・報告会に向けて関係資料を整理する。

❶ 実習施設に対してのまとめ

a. 実習施設に1週間以内にお礼状を郵送する。
b. 研究課題および実習ノートの提出を求められた場合は，送り状を添えて実習グループ単位で送付する。

❷ 学内におけるまとめ

a. 反省会・報告会に向けてまとめ，報告ができるようにする。
b. 実習の感想・反省等をグループで話し合い，様式に従ってまとめる。
c. 所定の実習報告書を作成する。

3）実習反省会・報告会

　臨地実習の教育目標に沿った実習が効果的に行われたかどうか，報告会を行う

5．学校給食施設

表Ⅱ-5-3　校外実習（給食の運営：学校）ノート（例）

実習日	○○年×月△日（▲）	施設指導者印	
行事予定	・陸上競技大会壮行会　11時より運動場にて ・実習生紹介		
連絡事項	・明日は，5・6年生給食中止　その他の学年通常給食 ・実習内容の変更についての連絡		

時　間		内　　　容	具体的な学習内容
8：00	午前	◇出勤 ◇生産管理：検収業務の体験学習 ◇本日の実習内容の確認	○検収業務の見学・体験をした。 ○管理栄養士の先生より，本日の学校行事と実習内容の連絡と指示があった。
9：00		◇給食管理現場実習	○給食調理室において，調理・食材管理，衛生管理の実際について学んだ。
10：00		◇学校行事：陸上競技大会壮行会見学	○明日の陸上競技大会の壮行会があった。その場で児童に実習生として紹介された。
11：00		◇生産管理における検食	○学校給食衛生管理基準に従って検食の実施：喫食30分前，管理職が検食し，記録に残される。
12：00	給食時間	◇教室訪問　5年3組	○給食時間に5年3組を訪問し，給食時間の様子を把握するとともに児童とふれあいを深めた。
13：00	午後	◇児童の喫食状況の把握	○給食調理室で，児童の喫食状況の把握を行った。 ○料理毎の残量計測行い記録に残した。
14：00		◇研究課題の取り組み	○児童の給食の嗜好性の把握・残食量等のデータを集計し，研究課題資料のまとめをした。
15：00		◇学校教育・学校給食の概要説明	○校長先生，管理栄養士の先生の講話があった。 ・学校教育概要（教育目標・方針等の説明） ・学校給食の運営（○○市の給食の方針，食育目標，本校の給食運営の方針等）
16：00			
17：00		◇実習ノートのまとめ ○退　勤	○実習ノートに記入を行い，管理栄養士の先生に提出し，指導を受けた。

給食管理に関する記録

＜献立名＞
ごはん　牛乳　鮭の塩焼き　野菜の煮物
ほうれん草のお浸し　みそ汁

＜配　膳　図＞
（野菜の煮物、鮭の塩焼き、牛乳、ほうれん草のお浸し、ご飯、味噌汁）

＜献立のねらい＞
魚のよさを知り，健康な食生活のためにすすんで食べることができる。

＜気づき・発見＞
○学校教育に位置づけられた学校給食・学校給食献立の教材化
　学校給食法，学校給食実施基準に基づいて学校給食は実施されていることが理解できた。特に，学校給食の献立は教材となるよう，献立のねらいを意図的に設定し，学校の食育目標（食の重要性，心身の健康，食文化等）が達成できるように設定され，生きた教材として活用できるようにされている。
○学校給食衛生管理基準
　大量調理施設衛生管理マニュアルは，1回300食，1日750食以上提供している調理施設に適応するとされているが，学校給食施設では，学校給食法第2章第9条によって「学校給食衛生管理基準」が定められ，それに従って衛生管理が行われていた。

表Ⅱ-5-4 校外実習（学校給食施設）ルーブリック（この科目の評価項目・評価基準）実習指導者用

	4 (優れた到達レベル)	3 (良好な到達レベル)	2 (最低限の到達レベル)	1 (努力が必要)
学ぶ姿勢	積極的に明確な目的・目標をもって実習に臨む姿勢がみられ、自発的に質問している。	自発的な質問はないが目的・目標をもって実習に臨む姿勢がみられる。	問いかけに対して反応はあるが（目的・目標）意思をもっているが、校教職員に促されてから行動している。	学校教職員からの問いかけや質問に対し、返事や意思表示があいまいであった。目的・目標をもって実習に臨む姿勢がみられない。
社会人としての常識的な行動	学校の規範やルールを理解し、自己の良心に従って行動ができる。	学校の規範やルールを理解し、常識的な行動ができる。	学校の規範やルールを十分に理解していないが、他者に迷惑をかけない行動ができる。	学校教職員または児童・生徒に迷惑をかけている。社会人として、常識的な行動ができない。
問題解決への取り組み	さまざまな手段を用いて自ら問題解決を行うことができる。	自ら問題解決に取り組んでいる。	学校教職員に促されて、問題解決に取り組むことができる。	問題解決に取り組もうとしていない。
協調性・協働性（ディスカッション等への参加）	他の実習生と積極的にディスカッションができ、協力して問題を解決している。	他の実習生と協力して問題を解決している。	学校教職員の実習生に促されてから、他の実習生と協力して問題を解決している。	他の実習生と協力して問題を解決しようとせず、ディスカッションに参加しない。
給食サービス提供に関する技術の修得	給食サービス提供に関する献立作成から給食の提供までの一連の業務に必要な知識と技術をすべて理解している。	給食サービス提供に関する献立作成から給食の提供までの一連の業務に必要な知識と技術をすべて理解していないが、分析し理解している。	給食サービス提供に関する献立作成から給食の提供までの一連の業務に必要な知識と技術をすべて理解できなかったが、知識または技術の不足に気づいている。	給食サービス提供に関する献立作成から給食の提供までの一連の業務に必要な知識と技術を理解しようとしていない。

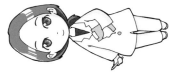

5．学校給食施設

表Ⅱ-5-5 校外実習（学校給食施設）ルーブリック（この科目の評価項目・評価基準）学生用

	4 （優れた到達レベル）	3 （良好な到達レベル）	2 （最低限の到達レベル）	1 （努力が必要）
学ぶ姿勢	積極的に明確な目的・目標をもって実習に臨み、自発的に質問した。	自ら質問はしなかったが、目的・目標をもって実習に臨んだ。	問いかけに対して返事はしたが、ある()が自発的な発言が少なかった。学校教職員に促されてから行動した。	問いかけや質問に対し、反応があいまいであった。
社会人としての常識的な行動	学校の規範やルールを理解し、自己の良心に従って行動した。	学校の規範やルールを理解し、常識的な行動ができた。	学校の規範やルールを十分に理解していなかったが、他者に迷惑をかけない行動ができた。	学校教職員または児童・生徒に迷惑をかけた。社会人として、常識的な行動ができなかった。
問題解決への取り組み	さまざまな手段により、問題解決を行うことができた。	自ら問題解決に取り組むことができた。	学校教職員に促されて、問題解決に取り組むことができた。	問題解決に取り組むことをしなかった。
協調性・協働性（ディスカッションへの参加等）	他の実習生と積極的に協議し、協力して問題を解決することができた。	他の実習生と協力して問題を解決することができた。	学校教職員に促されて、他の実習生と協力して問題を解決することができた。	他の実習生との協議には参加しなかった。協力して問題を解決しようとしなかった。
給食サービス提供に関する技術の修得	給食サービス提供に関する献立作成から給食の提供までの一連の業務に必要な知識と技術を理解した。	給食サービス提供に関する献立作成から給食の提供までの一連の業務に必要な知識と技術をすべて理解できなかったが、分析した。	給食サービス提供に関する献立作成から給食の提供までの一連の業務に必要な知識と技術をすべて理解できなかったが、知識または技術の不足に気づいた。	給食サービス提供に関する献立作成から給食の提供までの一連の業務に必要な知識と技術を理解しようとしなかった。

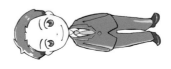

ことで確認ができ，実習科目・施設毎における知識，技術を統合することができる。

❶ 実習反省会・報告会の目的

臨地実習で体験した内容，成果，課題および管理栄養士・栄養士の業務・役割等実習のまとめをすることで，実習での学習効果が高められる。学びが不十分だった点についても明らかとなり，他の学生の発表で補うことができる。

さらに，次年度の実習生が報告を聞くことで，実習の際の参考にすることもできる。

❷ 報告内容（例）

a. 実習施設の概要
b. 実習の内容の概略と発見
c. 研究課題・内容の報告
d. 実習時に起きた事故や注意事項の報告
e. 管理栄養士・栄養士の業務や活躍の場に対する感想
f. 実習施設に対する感想
g. 次年度の実習生に対するアドバイス

（9）今後に向けて

実習が終了したら，実習施設の指導担当管理栄養士から，実習目的・目標を踏まえて学生一人ひとりが評価を受ける。実習施設ごとに学習内容が異なり，想定していた実習内容が，必ずしも学習できない場合も考えられる。とくに，学校教育現場では，管理栄養士・栄養士養成課程の学生のみならず，教育実習としての受け入れ学生も多く，多忙な中，指導をいただいたことに対して感謝の気持ちをもってまとめをすることが大切であることはいうまでもない。

実習中，体験学習できなかった内容や理解不十分だったことについては，他施設においての実習報告を参考に，臨地・校外実習のまとめをして，卒業までに修得しておくことが重要である。

参考文献

・公益社団法人日本栄養士会，一般社団法人全国栄養士養成施設協会：臨地実習及び校外実習の実際（2014年版），2014
・厚生労働省：大量調理施設衛生管理マニュアル，2017改正
・文部科学省：学校給食法，2008改正
・文部科学省：学校給食衛生管理基準，2013告示
・文部科学省：学校給食実施基準，2013告示
・文部科学省：食に関する指導の手引き（第2次改訂版），2019
・松崎政三，名倉秀子編著：臨地実習マニュアル—給食経営管理論・給食の運営— 第3版，建帛社，2015
・岩井 達，名倉秀子，松崎政三編著：Nブックス 新版給食経営管理論，建帛社，2020
・宮原公子編著：楽しく学ぶ献立の教材化の理論と実践，東山書房，2014

● 資料 II-5-1　学校給食法（抄）●

(昭和29年6月3日法律第160号)
最終改正：平成27年6月24日法律第46号

第一章　総則
（この法律の目的）
第一条　この法律は，学校給食が児童及び生徒の心身の健全な発達に資するものであり，かつ，児童及び生徒の食に関する正しい理解と適切な判断力を養う上で重要な役割を果たすものであることにかんがみ，学校給食及び学校給食を活用した食に関する指導の実施に関し必要な事項を定め，もつて学校給食の普及充実及び学校における食育の推進を図ることを目的とする。
（学校給食の目標）
第二条　学校給食を実施するに当たつては，義務教育諸学校における教育の目的を実現するために，次に掲げる目標が達成されるよう努めなければならない。
　一　適切な栄養の摂取による健康の保持増進を図ること。
　二　日常生活における食事について正しい理解を深め，健全な食生活を営むことができる判断力を培い，及び望ましい食習慣を養うこと。
　三　学校生活を豊かにし，明るい社交性及び協同の精神を養うこと。
　四　食生活が自然の恩恵の上に成り立つものであることについての理解を深め，生命及び自然を尊重する精神並びに環境の保全に寄与する態度を養うこと。
　五　食生活が食にかかわる人々の様々な活動に支えられていることについての理解を深め，勤労を重んずる態度を養うこと。
　六　我が国や各地域の優れた伝統的な食文化についての理解を深めること。
　七　食料の生産，流通及び消費について，正しい理解に導くこと。
（定義）
第三条　この法律で「学校給食」とは，前条各号に掲げる目標を達成するために，義務教育諸学校において，その児童又は生徒に対し実施される給食をいう。
2　この法律で「義務教育諸学校」とは，学校教育法（昭和二十二年法律第二十六号）に規定する小学校，中学校，義務教育学校，中等教育学校の前期課程又は特別支援学校の小学部若しくは中学部をいう。
（義務教育諸学校の設置者の任務）
第四条　義務教育諸学校の設置者は，当該義務教育諸学校において学校給食が実施されるように努めなければならない。
（国及び地方公共団体の任務）
第五条　国及び地方公共団体は，学校給食の普及と健全な発達を図るように努めなければならない。

第二章　学校給食の実施に関する基本的な事項
（二以上の義務教育諸学校の学校給食の実施に必要な施設）
第六条　義務教育諸学校の設置者は，その設置する義務教育諸学校の学校給食を実施するための施設として，二以上の義務教育諸学校の学校給食の実施に必要な施設（以下「共同調理場」という。）を設けることができる。
（学校給食栄養管理者）
第七条　義務教育諸学校又は共同調理場において学校給食の栄養に関する専門的事項をつかさどる職員（第十条第三項において「学校給食栄養管理者」という。）は，教育職員免許法（昭和二十四年法律第百四十七号）第四条第二項に規定する栄養教諭の免許状を有する者又は栄養士法（昭和二十二年法律第二百四十五号）第二条第一項の規定による栄養士の免許を有する者で学校給食の実施に必要な知識若しくは経験を有するものでなければならない。

(学校給食実施基準)
第八条　文部科学大臣は，児童又は生徒に必要な栄養量その他の学校給食の内容及び学校給食を適切に実施するために必要な事項（次条第一項に規定する事項を除く。）について維持されることが望ましい基準（次項において「学校給食実施基準」という。）を定めるものとする。
2　学校給食を実施する義務教育諸学校の設置者は，学校給食実施基準に照らして適切な学校給食の実施に努めるものとする。

(学校給食衛生管理基準)
第九条　文部科学大臣は，学校給食の実施に必要な施設及び設備の整備及び管理，調理の過程における衛生管理その他の学校給食の適切な衛生管理を図る上で必要な事項について維持されることが望ましい基準（以下この条において「学校給食衛生管理基準」という。）を定めるものとする。
2　学校給食を実施する義務教育諸学校の設置者は，学校給食衛生管理基準に照らして適切な衛生管理に努めるものとする。
3　義務教育諸学校の校長又は共同調理場の長は，学校給食衛生管理基準に照らし，衛生管理上適正を欠く事項があると認めた場合には，遅滞なく，その改善のために必要な措置を講じ，又は当該措置を講ずることができないときは，当該義務教育諸学校若しくは共同調理場の設置者に対し，その旨を申し出るものとする。

第三章　学校給食を活用した食に関する指導

第十条　栄養教諭は，児童又は生徒が健全な食生活を自ら営むことができる知識及び態度を養うため，学校給食において摂取する食品と健康の保持増進との関連性についての指導，食に関して特別の配慮を必要とする児童又は生徒に対する個別的な指導その他の学校給食を活用した食に関する実践的な指導を行うものとする。この場合において，校長は，当該指導が効果的に行われるよう，学校給食と関連付けつつ当該義務教育諸学校における食に関する指導の全体的な計画を作成することその他の必要な措置を講ずるものとする。
2　栄養教諭が前項前段の指導を行うに当たつては，当該義務教育諸学校が所在する地域の産物を学校給食に活用することその他の創意工夫を地域の実情に応じて行い，当該地域の食文化，食に係る産業又は自然環境の恵沢に対する児童又は生徒の理解の増進を図るよう努めるものとする。
3　栄養教諭以外の学校給食栄養管理者は，栄養教諭に準じて，第一項前段の指導を行うよう努めるものとする。この場合においては，同項後段及び前項の規定を準用する。

●資料Ⅱ-5-2　学校給食法施行規則（抄）●

(昭和29年9月28日文部省令第24号)
最終改正：平成21年3月31日文部科学省令第10号

(学校給食の開設等の届出)
第一条　学校給食法施行令（以下「令」という。）第一条に規定する学校給食の開設の届出は，学校ごとに次の各号に掲げる事項を記載した届出書をもつてしなければならない。
　一　学校給食の実施人員
　二　完全給食，補食給食又はミルク給食の別（以下「学校給食の区分」という。）及び毎週の実施回数
　三　学校給食の運営のための職員組織
　四　学校給食の運営に要する経費及び維持の方法
　五　学校給食の開設の時期
2　完全給食とは，給食内容がパン又は米飯（これらに準ずる小麦粉食品，米加工食品その他の食品を含む。），ミルク及びおかずである給食をいう。
3　補食給食とは，完全給食以外の給食で，給食内容がミルク及びおかず等である給食をいう。
4　ミルク給食とは，給食内容がミルクのみである給食をいう。
5　第一項各号に掲げる事項を変更しようとするときは，当該変更が軽微なものである場合を除き，変更の事由及び時期を記載した書類を添えて，その旨を都道府県の教育委員会に届け出なければならない。
6　都道府県の教育委員会は，第一項及び第五項に規定する届出に関し，届出書の様式その他必要な事項を定めることができる。

●資料Ⅱ-5-3　学校給食実施基準●

(昭和29年9月28日文部省告示第90号)
全部改正：平成21年3月31日文部科学省告示第61号
最終改正：令和3年2月12日文部科学省告示第10号

(学校給食の実施の対象)
第一条　学校給食（学校給食法第三条第一項に規定する「学校給食」をいう。以下，同じ。）は，これを実施する学校においては，当該学校に在学するすべての児童又は生徒に対し実施されるものとする。
(学校給食の実施回数等)
第二条　学校給食は，年間を通じ，原則として毎週五回，授業日の昼食時に実施されるものとする。
(児童生徒の個別の健康状態への配慮)
第三条　学校給食の実施に当たっては，児童又は生徒の個々の健康及び生活活動等の実態並びに地域の実情等に配慮するものとする。
(学校給食に供する食物の栄養内容)
第四条　学校給食に供する食物の栄養内容の基準は，別表に掲げる児童又は生徒一人一回当たりの学校給食摂取基準とする。

＊　別表は，資料Ⅱ-5-4に掲載。

●資料Ⅱ-5-4　児童または生徒1人1回当たりの学校給食摂取基準●

区　分	基準値			
	児童（6～7歳）の場合	児童（8～9歳）の場合	児童（10～11歳）の場合	生徒（12～14歳）の場合
エネルギー（kcal）	530	650	780	830
たんぱく質（g）	学校給食による摂取エネルギー全体の13％～20％			
脂質（％）	学校給食による摂取エネルギー全体の20％～30％			
ナトリウム（食塩相当量）（g）	1.5未満	2未満	2未満	2.5未満
カルシウム（mg）	290	350	360	450
マグネシウム（mg）	40	50	70	120
鉄（mg）	2	3	3.5	4.5
ビタミンA（μgRAE）	160	200	240	300
ビタミンB_1（mg）	0.3	0.4	0.5	0.5
ビタミンB_2（mg）	0.4	0.4	0.5	0.6
ビタミンC（mg）	20	25	30	35
食物繊維（g）	4以上	4.5以上	5以上	7以上

注）1　表に掲げるもののほか，次に掲げるものについても示した摂取について配慮すること。
　　　亜　　　鉛…児童（6～7歳）2mg，児童（8～9歳）2mg，児童（10～11歳）2mg，
　　　　　　　　生徒（12～14歳）3mg
　　2　この摂取基準は，全国的な平均値を示したものであるから，適用に当たっては，個々の健康及び生活活動等の実態並びに地域の実情等に十分配慮し，弾力的に運用すること。
　　3　献立の作成に当たっては，多様な食品を適切に組み合わせるよう配慮すること。

（資料：令和3年2月12日文部科学省告示第10号）

索 引

英字

- ABC分析 ………………………… 61, 101
- CQI ……………………………………… 57
- HACCP …… 40, 42, 61, 63, 98, 101, 116
- OJT ……………………………………… 101
- PDCAサイクル ……………… 58, 81, 83

あ行

- 医療保険制度 ……………………………… 35
- 衛生管理 …………………………………… 15
- 栄養管理計画 ……………………………… 35
- 栄養管理体制 ……………………………… 35
- 栄養教諭 ………………………… 113, 116
- 栄養食事指導 ……………………………… 2
- ──料 ………………………………… 44
- 栄養の指導 ………………………………… 4
- オフィス給食 ……………………………… 96
- お礼状 ………………………………… 18, 20

か

- 介護報酬 ……………………… 35, 57, 61
- 介護保険制度 ………………… 35, 44, 45
- 介護老人保健施設 ………………………… 35
- 学校栄養職員 …………………… 113, 117
- 学校給食衛生管理基準 ………………… 127
- 学校給食栄養管理者 …………… 112, 126
- 学校給食施設 …………………………… 112
- 学校給食実施基準 …………… 116, 127, 128
- 学校給食摂取基準 ……………………… 129
- 学校給食法 ……………………………… 126
- ──施行規則 ……………………… 128
- カフェテリアシステム …………………… 96

き

- 寄宿舎給食 ………………………………… 96
- 給食経営管理論 …………………… 3, 30, 33
- 給食の運営 ………………………… 3, 30, 34
- 行政栄養士 …………………… 74, 82, 91

け

- 経口維持計画 ……………………………… 69
- 継続的な品質改善活動 …………………… 57
- 研究課題 ……………… 48, 62, 81, 102, 119
- 健康増進法 ……………………………… 101
- 健康日本21（第二次）…………… 73, 82, 97

こ

- 公衆栄養学 ………………………… 30, 32
- 公衆栄養活動 ……………………………… 73
- 工場給食 …………………………………… 96
- 高齢者福祉施設 …………………………… 57
- 顧客満足 ………………………………… 110
- 個人情報 ……………………………… 8, 14

さ

- サイクルメニュー ……………………… 101
- サブシステム …………………………… 115
- 産業栄養指導者 …………………………… 97

し

- 事業所給食施設 …………………………… 96
- 事後学習 …………………………………… 20
- 事前指導 …………………………………… 11
- 事前訪問 …………………………………… 11
- 持続可能な地域社会 ……………………… 75
- 市町村保健センター ……………………… 77
- 実習課題 …………………………………… 11
- 実習ノート ……………… 14, 24, 49, 50, 64, 86, 87, 103, 104, 120, 121
- 実習報告会 ………………………………… 21
- 実習報告書 ………………………………… 20
- 社会福祉施設 ……………………………… 57
- 授乳・離乳の支援ガイド ………………… 82
- 守秘義務 ……………………………… 8, 14
- 診療報酬 …………………………………… 35

す・せ

- すこやか親子21（第2次）……………… 82

成長曲線 ……………………………… 82
セットシステム ……………………… 96

て・と

定食方式 ……………………………… 96
導入教育 ……………………………… 22

に

入院基本料 …………………………… 35
入院時食事療養制度 ………………… 45

は行

病院 …………………………………… 35
品質管理 ……………………………… 101
服装 …………………………… 10, 13, 16
弁当配食 ……………………………… 96
保健所 ……………………… 73, 75, 92, 93, 94
保健センター ……………… 73, 77, 94, 95

ま・も

マーケティング …………… 37, 40, 58, 97, 109
　　──・ミクス ………………………… 110
　　──の4P ……………………………… 110
　　──リサーチ ………………………… 110
マネジメント ……………… 2, 37, 57, 73, 97
持ち物 ………………………………… 12

ら行

寮給食 ………………………………… 96
臨床栄養学 ………………………… 30, 31
ルーブリック ……… 25, 26, 52, 53, 66, 67, 88, 89, 105, 106, 122, 123
労働安全衛生規則 …………………… 101
労働安全衛生法 ……………………… 101
労働基準法 …………………………… 101

〔編著者〕　　　　　　　　　　　　　　　　　　　　　　　　　　（執筆分担）

長谷川　輝美（はせがわてるみ）　　鎌倉女子大学家政学部　准教授　　　　第1部Ⅱ，第2部Ⅰ

永井　徹（ながい とおる）　　　　新潟医療福祉大学健康科学部　教授　　　第1部Ⅰ，Ⅲ

〔著　者〕（五十音順）

植松　節子（うえまつ せつこ）　　東京聖栄大学健康栄養学部　非常勤講師　　第2部Ⅱ-4．

大津（松﨑）美紀（おおつ まつざき みき）　常磐大学人間科学部　准教授　　第2部Ⅱ-1．(5)～(9)，Ⅱ-3．(6)

岡田　文江（おかだ ふみえ）　　　晃陽看護栄養専門学校　学校長　　　　　第2部Ⅱ-3．(1)～(4)・資料

串田　修（くしだ おさむ）　　　　静岡県立大学食品栄養科学部　講師　　　第2部Ⅱ-3．(5)・(7)～(9)

竹内　真理（たけうち まり）　　　高崎健康福祉大学健康福祉学部　准教授　第2部Ⅱ-1．(1)～(5)・資料

細山田　洋子（ほそやまだ ようこ）　関東学院大学栄養学部　教授　　　　　第2部Ⅱ-2．

宮原　公子（みやはら きみこ）　　元桐生大学医療保健学部　教授　　　　　第2部Ⅱ-5．

ステップアップ臨地・校外実習

| 2016年(平成28年) 4月25日 | 初 版 発 行 |
| 2023年(令和5年)12月20日 | 第5刷発行 |

編 著 者	長谷川　輝　美
	永　井　　　徹
発 行 者	筑　紫　和　男
発 行 所	株式会社 建帛社 KENPAKUSHA

〒112-0011　東京都文京区千石4丁目2番15号
TEL（03）3944―2611
FAX（03）3946―4377
https://www.kenpakusha.co.jp/

ISBN 978-4-7679-0571-6 C3047　　壮光舎印刷／ブロケード
©長谷川輝美，永井徹ほか，2016.　　Printed in Japan

本書の複製権・翻訳権・上映権・公衆送信権等は株式会社建帛社が保有します。
JCOPY 〈出版者著作権管理機構　委託出版物〉
本書の無断複製は著作権法上での例外を除き禁じられています。複製される場合は，そのつど事前に，出版者著作権管理機構（TEL 03-5244-5088, FAX 03-5244-5089, e-mail:info@jcopy.or.jp）の許諾を得て下さい。

ステップアップ臨地・校外実習　別冊

医療保険制度（入院時食事療養・診療報酬）
介護保険制度（介護報酬）

2025年4月

建帛社
KENPAKUSHA

○医療保険制度○ （2025年4月現在）

1．入院時食事療養制度

		診療報酬	概要
食事提供	入院時食事療養（Ⅰ）1	690円/食	1日3食を限度とする。一定の要件を満たす保険医療機関での加算が認められる
	入院時食事療養（Ⅰ）2	625円/食	上記条件で流動食（市販されているものに限る）のみを経管栄養法で提供する場合*
	入院時食事療養（Ⅱ）1	556円/食	入院時食事療養（Ⅰ）以外の保険医療機関で算定される。1日3食を限度とする
	入院時食事療養（Ⅱ）2	510円/食	上記条件で流動食（市販されているものに限る）のみを経管栄養法で提供する場合*
	特別食加算	76円/食	1日3食を限度とし，対象とする治療食に限る（ただし，栄養食事指導の対象となる治療食とは若干異なる）
	食堂加算	50円/日	食堂床面積は病床1床当たり0.5m²以上を確保する

＊ 流動食のみを経管栄養法で提供する場合は特別食加算は算定不可。

入院時食事療養（Ⅰ）が認められる保険医療機関の算定要件
・常勤の管理栄養士または栄養士が食事療養に関する責任者である。
・食事提供に関する療養関係の各種書類（食事箋等）の帳簿が整備されている。
・適時の食事提供（夕食は原則として18時以降）。
・適温の食事提供。
・職員と患者に提供される食事が明確に区別されている。
・食品衛生法に定める基準以上の衛生管理がなされている。
・特別料金（実費）を払って特別メニューを予約できる。1食当たり17円を標準とする。
　（補足）食事提供業務の委託は認められる。

2．特別食加算と栄養食事指導料の対象となる特別食の特徴

特別食	特別食加算	諸注意
	栄養食事指導料	
腎臓病食	○	腎臓病食に準じた取り扱いが認められるものは，心疾患等の減塩食（食塩相当量6g未満/日），妊娠高血圧症候群対象の減塩食とする
	○	
肝臓病食	○	肝庇護食，肝炎食，肝硬変食，閉鎖性黄疸食（胆石症等による閉鎖性黄疸も含む）等を含む
	○	
代謝疾患，膵疾患の治療食	○	糖尿病食，痛風（高尿酸血症）食，膵臓病食
	○	
胃潰瘍食	○	十二指腸潰瘍及び侵襲の大きな消化管術後の胃潰瘍食に準じる食事，クローン病及び潰瘍性大腸炎等による低残渣食も含む。ただし，流動食は含まれない
	○	
貧血食	○	血中ヘモグロビン濃度が10g/dL以下，かつその原因が鉄欠乏に由来する場合*
	○	

脂質異常症食	○	高度肥満症（肥満度＋70％以上，BMIが35kg/m²以上）に対する食事療法も含む	（共通）対象患者は，空腹時のLDLコレステロール値140mg/dL以上，HDLコレステロール値40mg/dL未満，中性脂肪150mg/dL以上のいずれか＊
	○	肥満度が＋40％以上またはBMIが30kg/m²以上の場合	
先天性代謝異常症食	○	フェニルケトン尿症食，楓糖尿症（メープルシロップ尿症）食，ホモシスチン尿症食，ガラクトース血症食，尿素サイクル異常症食，メチルマロン酸血症食，プロピオン酸血症食，極長鎖アシル-CoA脱水素酵素欠損症食，糖原病食	
	○		
治療乳	○	治療乳以外の調乳，離乳食，幼児食，単なる流動食や軟食は除く	
	○		
無菌食	○	対象となる患者は，無菌治療室管理加算を算定している患者	
	○		
高血圧症食	×	特別食加算の対象範囲に含まれない	
	○	食塩相当量6g未満/日の減塩食	
小児食物アレルギー食	×	特別食加算の対象範囲に含まれない	
	○（集団指導は×）	食物アレルギー検査の結果，食物アレルギーを持つことが明らかな16歳未満の小児に限る	
特別な場合の検査食	○	潜血食，大腸X線検査・大腸内視鏡検査のための残渣の少ない調理済食品の使用時も含む（ただし，外来患者への提供は保険給付対象外）	
	○		
てんかん食	○	てんかん食（難治性てんかん（外傷性のものを含む），グルコーストランスポーター1欠損症またはミトコンドリア脳筋症の患者に対する治療食であって，グルコースに代わりケトン体を熱源として供給することを目的に炭水化物量の制限と脂質量の増加が厳格に行われたものに限る）	
	○		

＊薬物療法や食事療法等により，血液検査等の数値が改善された場合でも，医師が疾病治療の直接手段として特別食に係る食事箋の発行の必要性を認めなくなるまで算定することができる。

3．外来・入院・在宅患者訪問栄養食事指導の対象となる患者

がん患者	―
摂食機能または嚥下機能が低下した患者	医師が，硬さ，付着性，凝集性等に配慮した嚥下調整食（日本摂食嚥下リハビリテーション学会の分類に基づく）に相当する食事を要すると判断した患者であること
低栄養状態にある患者	GLIM基準による栄養評価を行い，低栄養と判定された患者，または医師が栄養管理により低栄養状態の改善を要すると判断した患者

＊GLIM基準：p.11参照。

4．栄養食事指導料

外来栄養食事指導料1 初回　①対面　　　　　　　　　260点/回 　　　②情報通信機器等使用　235点/回 2回目以降　①対面　　　　　　　200点/回*2 　　　　　　②情報通信機器等使用　180点/回 **外来栄養食事指導料2** 初回　①対面　　　　　　　　　250点/回 　　　②情報通信機器等使用　225点/回 2回目以降　①対面　　　　　　　190点/回 　　　　　　②情報通信機器等使用　170点/回	初回の月は月2回，その他の月は月1回とする*1。必要に応じて食事計画案等を交付する。指導時間については，初回はおおむね30分以上，2回目以降はおおむね20分以上の指導が必要となる 外来栄養食事指導料2は，診療所において，当該保険医療機関以外の管理栄養士が栄養食事指導を行った場合に算定する
入院栄養食事指導料1 　　　　初回　260点/回 　　　　2回目　200点/回 　※　栄養情報連携料　70点/回 **入院栄養食事指導料2** 　　　　初回　250点/回 　　　　2回目　190点/回 　※　栄養情報連携料　70点/回	週1回かつ入院中は2回を限度とする。必要に応じて食事計画案等を交付する。指導時間については，初回はおおむね30分以上，2回目はおおむね20分以上の指導が必要となる 入院栄養食事指導料2は，有床診療所において，当該保険医療機関以外の管理栄養士が栄養食事指導を行った場合に算定する
集団食事指導料　80点/回	月1回かつ入院中は2回を限度とする。指導時の対象者は15人以下，1回の指導時間は40分以上とする
在宅患者訪問栄養食事指導料1 　①単一建物診療患者1人　　　530点/回 　②単一建物診療患者2～9人　480点/回 　③①，②以外　　　　　　　440点/回 **在宅患者訪問栄養食事指導料2** 　①単一建物診療患者1人　　　510点/回 　②単一建物診療患者2～9人　460点/回 　③①，②以外　　　　　　　420点/回	月2回までとする。当該保険医療機関の管理栄養士による食事計画案や具体的な献立を示した栄養食事指導箋の交付と，指導箋に従った食事の用意や摂取等に関する具体的な30分以上の指導が必要となる。交通費は患者負担とする 在宅患者訪問栄養食事指導料2は，診療所において，当該保険医療機関以外の管理栄養士が患家を訪問して栄養食事指導を行った場合に算定する

*1　外来化学療法を実施している悪性腫瘍の患者に対して，医師の指示に基づき当該保険医療機関の専門的な知識を有する管理栄養士が具体的な献立等によって指導を行った場合に限り，260点を算定する（月1回に限る）。

*2　外来腫瘍化学療法診療料を算定した日に，外来化学療法を実施している悪性腫瘍の患者に対して医師の指示に基づき当該保険医療機関の管理栄養士が具体的な献立等によって月2回以上の指導を行った場合に限り，月の2回目の指導時に指導時間にかかわらず200点を算定する。

※栄養情報連携料：
① 入院栄養食事指導料を算定する患者に対して，退院後の栄養食事管理について指導を行った内容及び入院中の栄養管理に関する情報を示す文書を用いて説明し，これを他の保険医療機関等（保険医療機関，介護老人保健施設，介護医療院，特別養護老人ホームまたは指定障害者支援施設等もしくは福祉型障害児入所施設）の医師または管理栄養士に情報提供し，共有した場合に，入院中1回に限り算定する。
② ①に該当しない場合であって，退院後に他の保険医療機関等に転院または入所する患者であって栄養管理計画が策定されている者について，患者またはその家族等の同意を得て，入院中の栄養管理に関する情報を示す文書を用いて，退院先施設の管理栄養士に情報提供し，共有した場合に，入院中に1回に限り算定する。
③ 退院時共同指導料2は，別に算定できない。

・厚生労働大臣が定める特別食（「2.」参照）を必要とする患者，がん患者，摂食機能または嚥下機能が低下した患者，低栄養状態にある患者（「3.」参照）に対して，医師の指示箋に基づき（在宅患者では，診療に基づき計画的な医学管理を継続して行い），管理栄養士（常勤・非常勤どちらも可）が指導を行う。

【算定要件】
・医師から管理栄養士への指示事項は，当該患者ごとに適切なものとし，熱量・熱量構成，たんぱく質，脂質，その他の栄養素の量，病態に応じた食事の形態等に係る情報のうち医師が必要と認めるものに関する具体的な指示を含まなければならない。
・集団栄養食事指導においては，入院中の患者，それ以外の患者（外来，在宅）が混在していてもよい。
・外来または入院栄養食事指導料と集団栄養食事指導料を同一日に併せて算定することができる。
・外来栄養食事指導料を算定するに当たって，管理栄養士は，患者ごとに栄養指導記録を作成するとともに，指導内容の要点，指導時間（外来化学療法患者に対する上記の＊1・＊2を除く）及び指導した年月日（情報通信機器等使用の場合に限る）を記載すること。

5．入院基本料

・入院基本料は，入院診療計画，院内感染防止対策，医療安全管理体制，褥瘡対策，栄養管理体制，意思決定支援及び身体的拘束最小化について，別に厚生労働大臣が定める基準に適合している場合に限り算定できる。
・栄養管理体制の基準
　① 常勤の管理栄養士が1名以上配置されていること。
　② 管理栄養士をはじめとして，医師，看護師，その他医療従事者が共同して栄養管理を行う体制を整備し，あらかじめ栄養管理手順（標準的な栄養スクリーニングを含む栄養状態の評価，栄養管理計画，退院時を含む定期的な評価等）を作成すること。
　　※標準的な栄養スクリーニングを含む栄養状態の評価：GLIM基準（p.11参照）を活用することが望ましいが，当基準を参考にしつつ各医療機関の機能や患者特性等に応じて，標準的な手法を位置付けていれば差し支えない。
　　※退院時の評価については，どのような患者や状況の場合に行うのか等を手順書に位置付けておく。
　③ 入院時に患者の栄養状態を医師，看護職員，管理栄養士が共同して確認し，特別な栄養管理の必要性の有無について入院診療計画書に記載していること。
　④ 特別な栄養管理が必要と医学的に判断される患者について，栄養状態の評価を行い，医師，管理栄養士，看護師その他の医療従事者が共同して，当該患者ごとの栄養状態，摂食機能及び食形態を考慮した栄養管理計画を作成していること。なお，救急患者や休日に入院した患者など，入院日に策定できない場合は，入院後7日以内に策定すること。
　⑤ 栄養管理計画には，栄養補給に関する事項（栄養補給量，補給方法，特別食の有無等），栄養食事相談に関する事項（入院時栄養食事指導，退院時の指導の計画等），その他栄養管理上の課題に関する事項，栄養状態の評価の間隔等を記載すること。また，当該計画書またはその写しを診療録等に添付すること。
　⑥ 当該患者について，栄養管理計画に基づいた栄養管理を行うとともに，当該患者の栄養状態を定期的に評価し，必要に応じて栄養管理計画を見直していること。
・栄養管理体制に関する基準を満たすことができない保険医療機関については，入院基本料，特定入院料または短期滞在手術等基本料の所定点数から1日につき40点を減算する。

6．有床診療所に関する事項

1）栄養食事指導料
　外来栄養食事指導料2，入院栄養食事指導料2，及び在宅患者訪問栄養食事指導料2（「4.」参照）

【算定要件】
・診療所の患者であって，特別食を医師が必要と認めたものに対し，当該保険医療機関以外の管理栄養士が，医師の指示に基づき必要な栄養食事指導を行った場合に算定する。

2）栄養管理実施加算　12点/日

【算定要件】
・有床診療所において，常勤の管理栄養士を1名以上配置し，入院患者の栄養管理につき十分な体制が整備されている場合に，栄養管理実施加算を算定する。
・常勤の管理栄養士を1名以上配置している有床診療所は「栄養管理実施加算」を算定し，入院栄養食事指導料は算

定できない。
・栄養管理実施加算と入院栄養食事指導料を併算定することはできない。
3）訪問栄養食事指導の推進
【介護障害連携加算の施設基準】
・過去1年間に，在宅患者訪問栄養食事指導料または居宅療養管理指導（管理栄養士により行われるものに限る）もしくは介護予防居宅療養管理指導（管理栄養士により行われるものに限る）を提供した実績があること。
【在宅療養支援診療所の施設基準】
・訪問栄養食事指導を行うことが可能な体制をとっていること。
・当該診療所の管理栄養士または当該診療所以外の管理栄養士との連携により，医師が栄養管理の必要性を認めた患者に対して訪問栄養食事指導を行うことが可能な体制を整備することが望ましい。

7．栄養サポートチーム加算

　栄養障害を生じている患者，または栄養障害を生じるリスクの高い患者に対して，医師，看護師，薬剤師及び管理栄養士等からなるチームを編成し，栄養状態改善の取り組みを行った場合に200点/週を算定する。
・療養，結核，精神の各病棟の患者については，入院した日から起算して1月以内の期間にあっては週1回，入院した日から起算して1月を超え6月以内の期間にあっては月1回。
・障害者施設等入院基本料を算定している患者については，月1回。
・特定地域*においては，100点/週とする。
・歯科医師が，チームに必要な診療を医師等と共同して行った場合は，歯科医師連携加算として，50点をさらに所定点数に加算する。（歯科医師は，院外の歯科医師であっても差し支えないが，当該チームの構成員として継続的に診療に従事していることが必要である。）
　＊特定地域：自己完結した医療提供をしており，医療従事者の確保等が困難かつ医療機関が少ない二次医療圏及び離島。

算定対象	栄養サポートチーム加算を算定できる病棟に入院している患者であって，栄養管理計画書を策定している患者のうち，次の①〜④のいずれかに該当する者 ① 栄養管理計画書の策定に係る栄養スクリーニングの結果を踏まえ，GLIM基準（p.11参照）による栄養評価を行い，低栄養と判定された患者 ② 経口栄養または経腸栄養への移行を目的として，現に静脈栄養法を実施している患者 ③ 経口摂取への移行を目的として，現に経腸栄養法を実施している患者 ④ 栄養サポートチーム（以下，NST）が，栄養治療により改善が見込めると判断した患者 ※1日当たりの算定患者数は，1チームにつきおおむね30人以内（特定地域はおおむね15人以内） ※対象患者に対する栄養カンファレンスと回診の開催（週1回程度） ※対象患者に関する栄養治療実施計画の策定とそれに基づくチーム診療
注意事項	・栄養状態の改善に係るカンファレンス及び回診が週1回程度開催されており，NSTの構成員及び必要に応じて，当該患者の診療を担当する保険医，看護師等が参加している。 ・カンファレンス及び回診の結果を踏まえて，上記保険医，看護師等と共同の上で栄養治療実施計画を作成し，その内容を患者等に説明の上交付するとともに，その写しを診療録等に添付する。 ・栄養治療実施計画に基づいて適切な治療を実施し，適宜フォローアップを行う。 ・治療終了時または退院・転院時に治療結果の評価を行い，それを踏まえてチームで終了時指導または退院時等指導を行い，その内容を栄養治療実施計画兼栄養治療実施報告書に記録し，その写しを患者等に交付するとともに診療録等に添付する。 ・当該患者の退院・転院時に紹介先保険医療機関等に対して診療情報提供書を作成した場合は，当該報告書を添付する。その他，当該保険医療機関における栄養管理体制を充実させるとともに，当該保険医療機関において展開されているさまざまなチーム医療の連携を図ることが必要である。 ・現に当該加算の算定対象となっていない患者の診療を担当する保険医，看護師等からの相談に速やかに応じ，必要に応じて栄養評価等を実施する。 ・褥瘡対策チーム，感染制御チーム，緩和ケアチーム，摂食嚥下支援チーム等，他チームとの合同カンファレンスを必要に応じて開催し，患者に対する治療及びケアの連携に努めること。

施設基準（栄養サポートチーム加算を算定できる病棟）	栄養管理に係る所定の研修を修了した常勤4職種（①医師，②看護師，③薬剤師，④管理栄養士）により構成される栄養管理に係るチームが設置され，そのうちいずれか1人は専従であること。その他，歯科医師，歯科衛生士，臨床検査技師，理学療法士（PT），作業療法士（OT），社会福祉士，言語聴覚士（ST）が配置されていることが望ましい。ただし，当該NSTが診察する患者数が1日に15人以内である場合は，いずれも専任で差し支えない。なお，常勤医師については週3日以上常態として勤務しており，かつ，所定労働時間が週22時間以上の勤務を行っている専任の非常勤医師（栄養管理に係る所定の研修を修了した医師に限る）を2名組み合わせることにより，常勤医師の勤務時間帯と同じ時間帯にこれらの非常勤医師が配置されている場合には，当該2名の非常勤医師がNSTの業務に従事する場合に限り，当該基準を満たしていることとみなすことができる。 特定地域においては，上記に同じ4職種から構成されるNSTにより栄養管理に係る専門的な診療が行われていること。また，二次医療圏に属する保険医療機関（特定機能病院，200床以上の病院，DPC対象病院及び一般病棟7対1，入院基本料を算定している病院を除く）であること。

8．早期栄養介入管理加算

特定集中治療室及び救命救急センター，ハイケアユニット，脳卒中ケアユニット，小児特定集中治療室に入院している患者に対して，入室後早期から必要な栄養管理を行った場合に250点/日を算定する。ただし，入室後早期から経腸栄養を開始した場合は，経腸栄養開始後は400点/日。入室後7日を限度として加算。栄養アセスメントに基づく計画を対象患者全例に作成し必要な栄養管理を行う。

【算定要件・施設基準】
・当該治療室に以下の要件を満たす管理栄養士が専任で配置されていること。
 ① 栄養管理に係る所定の研修を修了し，NSTでの栄養管理の経験を3年以上有する。
 ② 当該治療室における栄養管理の経験を3年以上有する。
 ③ 特定集中治療室管理料を算定する一般病床の治療室における管理栄養士の数は，当該治療室の入院患者数が10またはその端数を増すごとに1名以上であること。
・管理栄養士1名につき1日10人以内とする。
・当該加算及び栄養サポートチーム加算を算定する患者数は管理栄養士1名につき，合わせて15人以内とする。
・入院栄養食事指導料は別に算定できない。
・当該治療室において早期から栄養管理を行うにつき十分な体制の整備。
＊『日本版重症患者の栄養療法ガイドライン』を参考にして院内において栄養管理手順書を作成し実施

9．個別栄養食事管理加算

緩和ケア診療加算を算定している患者（悪性腫瘍，エイズまたは末期心不全の患者のうち，疼痛，倦怠感，呼吸困難等の身体的症状または不安，抑うつなどの精神症状を持つ者）について，緩和ケアチームに管理栄養士が参加して，個別の患者の症状や希望に応じた栄養食事管理を行った場合に，70点/日を緩和ケア診療加算に上乗せする。
・緩和ケア診療実施計画に基づき実施した栄養食事管理の内容を診療録等に記載または当該内容を記録したものを診療録等に添付する。

【施設基準】
緩和ケアチームに，緩和ケア病棟において緩和ケアを要する患者の栄養食事管理に従事した経験または緩和ケア診療を行う医療機関において栄養食事管理（悪性腫瘍患者に対するものを含む）に係る3年以上の経験を有する専任の管理栄養士が参加していること。

10．小児個別栄養食事管理加算　2024年新設

小児緩和ケア診療加算を算定している患者（悪性腫瘍，エイズまたは末期心不全の15歳未満の小児患者のうち，疼痛，倦怠感，呼吸困難等の身体的症状または不安，抑うつなどの精神症状を持つ者）に対して，小児緩和ケアチームに管理栄養士が参加して，個別の患者の症状や希望に応じた栄養食事管理を行った場合に70点/日を小児緩和ケア診療加算に上乗せする。

【施設基準】
・緩和ケアを要する15歳未満の小児患者の個別栄養食事管理を行うにつき十分な体制が整備されていること。

・当該体制において，緩和ケアを要する患者に対する個別栄養食事管理に係る必要な経験を有する管理栄養士が配置されていること．

11. 摂食嚥下機能回復体制加算

摂食嚥下障害を有する患者への多職種チームによる摂食機能療法（摂食嚥下リハビリテーション）に対して算定する．摂食嚥下支援チームの設置と週1回以上のカンファレンス実施．

摂食嚥下機能回復体制加算1　210点（週1回）　＊施設の経口摂取回復率実績35％以上が「1」を算定できる．
摂食嚥下機能回復体制加算2　190点（週1回）

【算定要件】
・カンファレンス参加に必須な職種
　・医師または歯科医師（専任）
　・適切な研修を修了した看護師（専任）またはST（専従）
　・管理栄養士（専任）（※必要に応じて他の職種もカンファレンス参加）

摂食嚥下機能回復体制加算3　120点（週1回）

【算定要件】
・チームの設置は不要（専任の医師，看護師またはSTで算定可能）
　（療養病床で療養病棟入院料1または入院料2を算定している病床に限る）

12. リハビリテーション・栄養・口腔連携体制加算　2024年新設

急性期医療において，入院中の患者のADLの維持，向上等を目的に，早期からの離床や経口摂取が図られるよう，入棟した患者全員に対し，リハビリテーション，栄養管理及び口腔管理に係る多職種による原則48時間以内の評価と計画作成や定期的に開催するカンファレンスによる情報連携，口腔状態の評価と歯科医師等の連携等を実施する体制について評価する．リハビリテーション，栄養管理及び口腔管理に係る計画を作成した日から起算して14日を限度として所定点数に加算する．

　① 急性期一般入院基本料，特定機能病院入院基本料（一般病棟に限る）または専門病院入院基本料（7対1入院基本料または10対1入院基本料に限る）を算定している患者　120点/日
　② 地域包括医療病棟（リハビリテーション，栄養管理及び口腔管理を連携・推進する体制につき施設基準に適合しているものとして届け出た病棟に限る）に入院している患者　80点/日

【施設基準・算定要件】
・入院中の患者に対して，ADL等の維持，向上，及び栄養管理等に資する十分な体制が整備されていること．
・当該病棟に専任の常勤の管理栄養士が1名以上配置されていること．
・口腔管理を行うにつき必要な体制が整備されていること．
・当該病棟に専従の常勤のPT，OTもしくはSTが2名以上配置されていること，または当該病棟に専従の常勤のPT，OTもしくはSTが1名以上配置されており，かつ，当該病棟に専任の常勤のPT，OTもしくはSTが1名以上配置されていること．
・栄養サポートチーム加算は別に算定できない．
・専任の管理栄養士による栄養管理
　① リハビリテーション・栄養管理・口腔管理に係る計画の作成に当たって，原則入棟後48時間以内に，患者に対面の上，入院前の食生活や食物アレルギー等の確認を行うとともに，GLIM基準（p.11参照）を用いた栄養状態の評価を行うこと．
　② 週5回以上，食事の提供時間に，低栄養等のリスクの高い患者を中心に食事の状況を観察し，食欲や食事摂取量等の把握を行うこと．問題があった場合は，速やかに医師，看護師等と共有し，食事変更や食形態の調整等の対応を行うこと．
　③ 多職種のカンファレンスにおいて，患者の状態を踏まえ，必要に応じ食事調整（経口摂取・経管栄養の開始を含む）に関する提案を行うこと．

13. 周術期栄養管理実施加算

管理栄養士が行う手術の前後に必要な栄養管理について，270点（1手術に1回）算定する．全身麻酔を実施した患者が対象．

【算定要件】
・専任の管理栄養士が医師と連携し，周術期における栄養管理計画を作成し，術前・術後の栄養管理（スクリーニング，アセスメント，モニタリング，再評価等）を適切に実施した場合に算定する。
・早期栄養介入管理加算，入院栄養管理体制加算は別に算定できない。

14．入院栄養管理体制加算

特定機能病院の入院患者に対して，病棟に配置された常勤管理栄養士が患者の状態に応じたきめ細かな栄養管理を行う体制について，入院初日及び退院時にそれぞれ１回に限り270点/回を算定する。

【算定要件】
・病棟管理栄養士の管理事項
　ア　入院前の食生活等の情報収集，入退院支援部門との連携，入院患者に対する栄養スクリーニング，食物アレルギーの確認，栄養状態の評価及び栄養管理計画の策定
　イ　栄養状態に関する定期的評価，必要に応じたミールラウンド（食事観察），栄養食事指導または患者の病態等に応じた食事内容の調整等
　ウ　医師，看護師等との当該患者の栄養管理状況等の共有
・リハビリテーション・栄養・口腔連携体制加算，栄養サポートチーム加算，入院栄養食事指導料は別に算定できない。
・治療室や他の病棟で，早期栄養介入管理加算または周術期栄養管理実施加算を算定して転棟した場合は，当該加算を算定できない。

15．摂食障害入院医療管理加算

30日以内　　　　　200点/日
31日以上60日以内　100点/日

【算定要件・施設基準】
・摂食障害により著しい体重減少が認められるものであって，BMIが$15\,kg/m^2$未満であるもの。
・摂食障害の年間新規入院患者数が１人以上である。
・摂食障害の専門的治療の経験を有する常勤の医師，公認心理師（臨床心理技術者），管理栄養士が当該保険医療機関に配置されている。
・精神療法を行うための面接室を有している。

16．療養病棟の適切な栄養管理の推進

1）経腸栄養管理加算　　2024年新設

療養病棟の患者を対象とし，経鼻胃管や胃瘻等の経腸栄養を開始することで栄養状態の維持または改善が見込まれる患者に対して，新たに経腸栄養を開始する場合に，日本臨床栄養代謝学会の「静脈経腸栄養ガイドライン」等の内容を踏まえた説明を本人またはその家族等に実施した上で，適切な経腸栄養の管理と支援を行うことを評価し，入院中１回に限り，経腸栄養を実施している期間に，経腸栄養を開始した日から７日を限度に300点/日を所定点数に加算する。

【対象患者】
・以下に該当し，医師が適切な経腸栄養の管理と支援が必要と判断した者。
　ア　長期間，中心静脈栄養による栄養管理を実施している患者
　イ　経口摂取が不可能または経口摂取のみでは必要な栄養補給が不可能となった患者
・経腸栄養を行っている場合は，経口栄養または中心静脈栄養を併用する場合も算定できる。
・入棟前の１か月間に経腸栄養が実施されていた患者については算定できない。

【算定要件】
・医師より本人またはその家族等に対し，「静脈経腸栄養ガイドライン」等を踏まえて経腸栄養と中心静脈栄養の適応やリスク等について説明を行うこと。なお，説明した内容の要点について診療録に記載すること。
・経腸栄養の開始に当たっては，開始時期や栄養管理の内容について，医師，看護師，薬剤師，管理栄養士等によるカンファレンスを実施すること。なお，経腸栄養の開始後も定期的に多職種によるカンファレンスが実施されることが望ましい。
・管理栄養士は，「静脈経腸栄養ガイドライン」等を参考に，医師，看護師，薬剤師等と連携し，以下の栄養管理を

実施すること。
① 栄養アセスメント
② 経腸栄養の管理に係る計画の作成及び計画に基づく栄養管理の実施
③ 経腸栄養開始後は，1日に3回以上のモニタリングを実施し，その結果を踏まえ，必要に応じた計画の見直し
・1日当たりの算定患者数は，管理栄養士1名につき，15人以内とする。

2）療養病棟入院基本料　2024年見直し
・区分A：以下に示す①または②
① 広汎性腹膜炎，腸閉塞，難治性嘔吐，難治性下痢，活動性の消化管出血，炎症性腸疾患，短腸症候群，消化管瘻もしくは急性膵炎を有する患者を対象とする場合
② 中心静脈栄養を開始した日から30日以内の場合に実施するもの
・区分B及びC：上記①に示す患者以外を対象として，中心静脈栄養を開始した日から30日を超えて実施するもの

17．地域包括医療病棟入院料　2024年新設
3,050点/日
　地域において，救急患者等を受け入れる体制を整え，リハビリテーション，栄養管理，入退院支援，在宅復帰等の機能を包括的に担う病棟の評価。
【施設基準】（抜粋）
・当該病棟に常勤のPT，OTまたはSTが2名以上，専任の常勤の管理栄養士が1名以上配置されていること。
・当該病棟に入院中の患者に対して，ADL等の維持，向上及び栄養管理等に資する必要な体制が整備されていること。

18．回復期リハビリテーション病棟の栄養状態の評価
【算定要件】
・回復期リハビリテーション病棟入院料1：当該入院料を算定する全ての患者について，患者ごとに行うリハビリテーション実施計画またはリハビリテーション総合実施計画の作成に当たっては，管理栄養士も参画し，患者の栄養状態を十分に踏まえて行うこと。その際，栄養状態の評価には，GLIM基準（p.11参照）を用いること。なお，リハビリテーション実施計画書またはリハビリテーション総合実施計画書における栄養関連項目については，必ず記載すること。
・回復期リハビリテーション病棟入院料2から5までにおいては，GLIM基準を用いることが望ましいこととする。

19．糖尿病透析予防指導管理料
　糖尿病の外来患者に対し，透析予防診療チーム（下記施設基準参照）が，透析予防にかかわる医学管理を行った場合に算定する（350点/月）。
・当該指導管理料を算定すべき医学管理を情報通信機器を用いて行った場合は，所定点数に代えて，305点を算定する。
【対象患者】
・HbA1cが6.5％（国際基準値）以上または内服薬やインスリン製剤を使用している<u>外来</u>糖尿病患者であって，糖尿病腎症第2期以上の患者（透析療法を行っている患者を除く）。
【算定要件・施設基準】
・1年間に当該指導管理料を算定した患者の人数，状態の変化等について報告を行うこと。
・以下から構成される透析予防診療チームが設置されていること。
　ア　糖尿病指導の経験を有する専任の医師
　イ　糖尿病指導の経験を有する専任の看護師または保健師
　ウ　糖尿病指導の経験を有する専任の管理栄養士
・糖尿病教室等を実施していること。

20．慢性腎臓病透析予防指導管理料　2024年新設
　入院中以外の慢性腎臓病の患者に対して，透析予防診療チームを設置し，医師，看護師または保健師及び管理栄養士等が共同して，日本腎臓学会の「エビデンスに基づくCKD診療ガイドライン」等に基づき，患者の病期分類，食

塩制限及びたんぱく質制限等の食事指導，運動指導，その他生活習慣に関する指導等を必要に応じて個別に実施した場合に算定する。
・初回の指導管理を行った日から起算して１年以内の期間に行った場合
　① 対面　　　　　　　300点/月
　② 情報通信機器　　　261点/月
・初回の指導管理を行った日から起算して１年を超えた期間に行った場合
　① 対面　　　　　　　250点/月
　② 情報通信機器　　　218点/月

【対象患者】
　医師が透析を要する状態となることを予防するために重点的な指導管理の必要性があると認めた慢性腎臓病の外来患者（糖尿病患者または現に透析療法を行っている患者を除く）。

【算定要件・施設基準】
・当該指導管理料を算定する場合は，患者の人数，状態の変化等について報告を行うこと。
・以下から構成される慢性腎臓病透析予防診療チームが設置されていること。
　ア　慢性腎臓病の予防指導に５年以上従事した経験を有する専任の医師
　イ　慢性腎臓病の予防指導に３年以上従事した経験を有する専任の看護師または慢性腎臓病の予防指導に２年以上従事した経験を有する専任の保健師
　ウ　慢性腎臓病の栄養指導に３年以上従事した経験を有する専任の管理栄養士
　　※チームに所属するア〜ウの者の１名以上は常勤であること。
　　※チームに所属するア〜ウの者のいずれかは慢性腎臓病の予防指導に係る適切な研修を修了した者であることが望ましい。
　　※このほか，薬剤師，PTが配置されていることが望ましい。
・腎臓病教室を定期的に実施する等，腎臓病について患者及びその家族に対して説明が行われていること（糖尿病透析予防指導管理料に規定する糖尿病教室において，腎臓病についての内容が含まれる場合はこれに代えることができる）。
・情報通信機器を用いて行う場合は，情報通信機器を用いた診療を行うにつき十分な体制が整備されていること。

21. 在宅患者訪問褥瘡管理指導料

　患者の同意を得て，当該保険医療機関の医師，管理栄養士または当該保険医療機関以外の管理栄養士及び看護師または連携する他の保険医療機関等の看護師が共同して，褥瘡管理に関する計画的な指導管理を行った場合には，初回のカンファレンスから起算して６月以内に限り，当該患者１人につき３回に限り算定する（750点/回）。
・在宅褥瘡管理に係る専門的知識・技術を有する在宅褥瘡管理者を含む多職種からなる在宅褥瘡対策チームが，褥瘡予防や管理が難しく重点的な褥瘡管理が必要な者（在宅での療養を行っているものに限る）に対し，褥瘡の改善等を目的として，共同して褥瘡管理に関する計画的な指導管理を行うことを評価したもの。

【算定要件・施設基準】
・当該保険医療機関に以下の３名から構成される在宅褥瘡対策チームが設置されていること。
　ア　当該保険医療機関の常勤医師
　イ　保健師，助産師，看護師または准看護師
　ウ　管理栄養士または当該保険医療機関以外の管理栄養士
・在宅褥瘡対策チームのアまたはイ（准看護師は除く）いずれか１名は定められた要件を満たす在宅褥瘡管理者であること。
・在宅褥瘡対策チームは，褥瘡の改善，重症化予防，発生予防のための計画的な指導管理を行う（カンファレンスを実施し，在宅褥瘡診療計画を立案する）。
・初回カンファレンス及び２回目以降のカンファレンスは，関係者全員が患家に赴き実施することが原則であるが，一定の条件を満たす場合はビデオ通話が可能な機器を用いて参加することができる。なお，患者の個人情報を当該ビデオ通話の画面上で共有する際は，患者の同意を得ていること。また，保険医療機関の電子カルテなどを含む医療情報システムと共通のネットワーク上の端末においてカンファレンスを実施する場合には，厚生労働省「医療情報システムの安全管理に関するガイドライン」に対応していること。
・１年間のケアの実績を報告する。

- 在宅患者訪問栄養食事指導料は別に算定できない。ただし，カンファレンスを行う場合は，この限りでない。
- 当該指導料を算定した場合，初回訪問から1年以内は当該指導料を算定することはできない。

22．退院時共同指導料

退院時共同指導料1
　在宅療養支援診療所（地域における退院後の患者に対する在宅療養の提供に主たる責任を有する診療所）1,500点
それ以外の場合は900点
- 保険医療機関に入院中の患者について，地域において当該患者の退院後の在宅療養を担う在宅療養担当医療機関の保険医または当該保険医の指示を受けた看護師等，薬剤師，管理栄養士，PT，OT，STもしくは社会福祉士が，当該患者の同意を得て，退院後の在宅での療養上必要な説明及び指導を，入院中の保険医療機関の保険医または看護師等，薬剤師，管理栄養士，PT，OT，STもしくは社会福祉士と共同して行った上で，文書により情報提供した場合に，当該入院中1回に限り，在宅療養担当医療機関において算定する。
- 当該患者が別に厚生労働大臣が定める特別な管理を要する状態等にあるときは，特別管理指導加算として，所定点数に200点を加算する

退院時共同指導料2　　400点
- 保険医療機関に入院中の患者について，当該保険医療機関の保険医または看護師等，薬剤師，管理栄養士，PT，OT，STもしくは社会福祉士が，入院中の患者に対して，当該患者の同意を得て，退院後の在宅での療養上必要な説明及び指導を，在宅療養担当医療機関の保険医もしくは当該保険医の指示を受けた看護師等，薬剤師，管理栄養士，PT，OT，STもしくは社会福祉士または在宅療養担当医療機関の保険医の指示を受けた訪問看護ステーションの看護師等（准看護師を除く），PT，OTもしくはSTと共同して行った上で，文書により情報提供した場合に，当該患者が入院している保険医療機関において，当該入院中1回に限り算定する。

23．入退院支援加算　（2024年下記改定に注意）

　入退院支援における，関係機関との連携強化，生活に配慮した支援の強化及び入院前からの支援の強化の観点から，入退院支援加算1及び2について，退院支援計画の内容にリハビリテーション，栄養管理及び口腔管理等を含む，退院に向けて入院中に必要な療養支援の内容並びにNST等の多職種チームとの役割分担を含むこと。

〈参考〉GLIM基準

　血清アルブミン値の低下の主な要因は炎症反応であると考えられており，低栄養の評価にはGLIM（Global Leadership Initiative on Malnutrition）基準が用いられるようになった。

　2018年に世界の栄養学会（ESPEN：欧州，ASPEN：北米，PENSA：アジア，FELANPE：南米）が低栄養の診断基準としてGLIM基準を策定

●栄養スクリーニング
- 全ての対象者に対して栄養スクリーニングを実施し，低栄養リスクのある症例を特定
- 検証済みのスクリーニングツール（例：MUST，NRS-2002，MNA-SFなど）を使用

↓低栄養リスクあり

●低栄養診断

表現型基準（フェノタイプ基準）			病因基準（エチオロギー基準）	
意図しない体重減少	低BMI	筋肉量減少	食事摂取量減少，消化吸収能低下	疾病負荷／炎症
それぞれの項目で1つ以上に該当			それぞれの項目で1つ以上に該当	

＋
↓
低栄養と判定
↓
重症度判定（中等度低栄養，重度低栄養）

※詳細は，日本栄養治療学会（JSPEN）HP「GLIM基準について」を参照

○介護保険制度○　（2024年6月現在）

1．介護報酬における食事管理と栄養管理についての概要

種別	業務	介護報酬		概要
施設サービス・地域密着型サービス	食事管理	療養食加算*1	6単位/回	3食/日を限度とし，医師が発行した食事箋に基づく治療食（糖尿病食，腎臓病食，肝臓病食，胃潰瘍食，貧血食，膵臓病食，脂質異常症食，痛風食）及び特別な場合の検査食が提供された場合。摂取方法は経口・経管の別を問わない。
	栄養管理	栄養マネジメント強化加算	11単位/日	入所者全員への丁寧な栄養ケアを実施（低栄養ハイリスク入所者に対し，医師，管理栄養士，看護師等の多職種連携による栄養ケア計画に従い，食事観察を週3回以上実施・記録）するとともに退所後の居宅での食事に関する相談支援や退所先の施設に入所中の栄養管理に関する情報を提供した場合
		経口移行加算*2	28単位/日	栄養ケア計画と一体的に作成した経口移行計画に従い，経管から経口摂取に向けた栄養管理を行った場合。療養食加算との併算定が可能
		経口維持加算（Ⅰ）*3	400単位/月	誤嚥が認められる入所者に対して，栄養ケア計画と一体的に作成した経口維持計画に従い栄養管理を行った場合。療養食加算との併算定が可能
		経口維持加算（Ⅱ）*4	100単位/月	経口維持加算（Ⅰ）を算定している場合であって食事の観察及び会議等に，医師，歯科医師，歯科衛生士またはSTのいずれか1名が加わった場合
		栄養改善加算（Ⅰ）	200単位/回（地域密着型サービス）	3月以内の期間に限り2回/月を限度とし，低栄養状態またはそのおそれのある利用者に対する栄養改善サービスを行った場合
		再入所時栄養連携加算	200単位/回	【対象者】介護保険施設（介護老人福祉施設，介護老人保健施設，介護医療院）から医療機関に入院し，医師が別に厚生労働大臣が定める特別食または嚥下調整食を提供する必要性を認めた場合であって，退院後直ちに再度同じ施設に入所する者 【算定要件】介護保険施設の管理栄養士が医療機関で行われる栄養に関する指導またはカンファレンスに同席し，医療機関の管理栄養士と連携して，二次入所後の栄養ケア計画を作成した場合。（当該者等の同意を得た上で，テレビ電話装置等を活用して行うことも可） ※嚥下調整食は，硬さ，付着性，凝集性などに配慮した食事であって，日本摂食嚥下リハビリテーション学会の分類に基づくものをいう。 ※心臓疾患等の者に対する減塩食，十二指腸潰瘍の者に対する潰瘍食，侵襲の大きな消化管手術後の入所者に対する潰瘍食，クローン病及び潰瘍性大腸炎等により腸管の機能が低下している者に対する低残渣食並びに高度肥満症（肥満度が＋40％以上またはBMIが30以上）の者に対す

施設サービス・地域密着型サービス	栄養管理			る治療食を含む。なお，高血圧の者に対する減塩食（食塩相当量6.0g/日未満のものに限る）及び嚥下困難者（そのために摂食不良となった者も含む）のための流動食は，再入所時栄養連携加算の対象となる特別食に含まれる。
		退所時栄養情報連携加算 2024年新設	70単位/回	【対象者】厚生労働大臣が定める特別食を必要とする入所者または低栄養状態にあると医師が判断した入所者 【算定要件】介護保険施設の管理栄養士が，退所先の医療機関等（他の介護保険施設や医療機関等）に対して，当該者の栄養管理に関する情報※を提供した場合，1月に1回を限度として算定する。（栄養マネジメント強化加算との併算定不可） ※栄養管理に関する情報：提供栄養量，必要栄養量，食事形態（摂食嚥下コード含む），禁止食品，栄養管理に係る経過等 ・当該加算の対象となる特別食は，別に厚生労働大臣が定める特別食（疾病治療の直接手段として，医師の発行する食事箋に基づき提供された適切な栄養量及び内容を有する腎臓病食，肝臓病食，糖尿病食，胃潰瘍食，貧血食，膵臓病食，脂質異常症食，痛風食，嚥下困難者のための流動食，経管栄養のための濃厚流動食及び特別な場合の検査食（単なる流動食及び軟食を除く）に加え，心臓疾患等の入所者に対する減塩食，十二指腸潰瘍の入所者に対する潰瘍食，侵襲の大きな消化管手術後の入所者に対する潰瘍食，クローン病及び潰瘍性大腸炎等により腸管の機能が低下している入所者に対する低残渣食並びに高度肥満症（肥満度が＋40％以上またはBMIが30以上）の入所者に対する治療食をいう。なお，高血圧の入所者に対する減塩食（食塩相当量6.0g/日未満のものに限る）及び嚥下困難者（そのために摂食不良となった者も含む）のための流動食は，当該加算の対象となる特別食に含まれる。
通所・居宅サービス	食事管理	療養食加算	8単位/回 (短期入所サービス)	3食/日を限度とし，医師が発行した食事箋に基づく治療食・検査食（施設サービスに同じ）が提供された場合
	栄養管理	居宅療養管理指導費（Ⅰ）	①単一建物居住者1人：545単位/回 ②単一建物居住者2〜9人：487単位/回 ③①及び②以外：444単位/回 （指定居宅療養管理指導事業所の管理栄養士による）	居宅で療養を行っており，通院による療養が困難な利用者に対し，医師が当該利用者に厚生労働大臣が別に定める特別食を提供する必要性を認めた場合または当該利用者が低栄養状態にあると医師が判断した場合であって，当該医師の指示に基づき，管理栄養士が利用者の居宅を訪問し，作成した栄養ケア計画を利用者またはその家族等に対して交付するとともに，当該栄養ケア計画に従った栄養管理に係る情報提供及び栄養食事相談または助言を30分以上行った場合に2回/月を限度に算定する。 なお，計画的な医学的管理を行っている医師が，利用者の急性増悪等により一時的に頻回の栄養管理を行う必要がある旨の特別の指示を行い，管理

通所・居宅サービス	栄養管理	居宅療養管理指導費（Ⅱ）	①単一建物居住者1人：525単位/回 ②単一建物居住者2〜9人：467単位/回 ③①及び②以外：424単位/回 （指定居宅療養管理指導事業所以外の管理栄養士による）	栄養士が利用者を訪問し，栄養管理に係る情報提供及び指導または助言を行う場合，特別の指示に基づく管理栄養士による当該管理指導は，その指示の日から30日間に限り，従来の当該管理指導の限度回数（1月に2回）を超えて，2回を限度として行うことができる。 ※（Ⅱ）は，当該事業所以外の医療機関，介護保険施設（常勤で1名以上または栄養マネジメント強化加算の算定要件を超えて管理栄養士を配置している施設に限る），日本栄養士会・都道府県栄養士会が設置・運営する栄養ケア・ステーションと連携して当該管理指導を実施した場合 〈当該管理指導の対象となる特別食〉心臓疾患等の利用者に対する減塩食，十二指腸潰瘍の利用者に対する潰瘍食，侵襲の大きな消化管手術後の利用者に対する潰瘍食，クローン病及び潰瘍性大腸炎等により腸管の機能が低下している利用者に対する低残渣食並びに高度肥満症（肥満度が＋40％以上またはBMIが30以上）の利用者に対する治療食を含む。さらに，高血圧の利用者に対する減塩食（食塩相当量6.0g/日未満のものに限る）及び嚥下困難者（そのために摂食不良となった者も含む）のための流動食も当該管理指導の対象となる特別食に含まれる。
		栄養改善加算＊5	200単位/回	3月以内の期間に限り2回/月を限度とし，低栄養状態またはそのおそれのある利用者に対する栄養改善サービスを行った場合
		栄養アセスメント加算	50単位/月	利用者ごとに，管理栄養士（外部の医療機関，介護保険施設，栄養ケア・ステーションとの連携を含む），介護職員等が共同して栄養アセスメントを実施し，結果を利用者やその家族に説明し，必要に応じた対応をした場合。栄養アセスメントは3か月に1回以上，体重は1か月ごとに測定し，LIFE＊6に情報提出し，フィードバック情報を活用している。
		口腔・栄養スクリーニング加算（Ⅰ）	20単位/回	利用開始時及び利用中6か月ごとに，管理栄養士以外でも可能な口腔の健康状態及び栄養状態についてスクリーニングを行い，その情報を文書で介護支援専門員と共有した場合。栄養アセスメント加算，栄養改善加算，口腔機能向上加算との併算定は不可。
		口腔・栄養スクリーニング加算（Ⅱ）	5単位/回	①栄養アセスメント加算あるいは栄養改善加算算定の利用者に口腔項目のスクリーニングのみ実施した場合，②口腔機能向上加算算定の利用者に栄養項目のスクリーニングのみ実施した場合（①②とも算定の場合は算定不可）。介護支援専門員への情報提供は（Ⅰ）と同様。
認知症グループホーム	栄養管理	栄養管理体制加算	30単位/月	管理栄養士（外部との連携を含む）が介護職員等へ日常的な栄養ケアに係る技術的助言及び指導を月に1回以上実施した場合。

＊1　療養食加算の治療食は，「3．療養食加算の対象となる治療食の特徴」を参照。
＊2　経口移行加算：医師の指示に基づき，医師，歯科医師，管理栄養士，看護師，介護支援専門員，その他の職種

が共同して，経管により食事を摂取している入所者または入所患者ごとに経口による食事の摂取を進めるための経口移行計画を作成し，当該計画に従い，医師の指示を受けた管理栄養士または栄養士による栄養管理及びSTまたは看護職員による支援が行われた場合，当該計画が作成された日から起算して180日以内の期間に限り算定される。

＊3　経口維持加算（Ⅰ）：経口により食事を摂取する者であって，摂食機能障害を有し，誤嚥が認められる入所者に対して，医師または歯科医師の指示に基づき，医師，歯科医師，管理栄養士，看護師，介護支援専門員，その他の職種の者が共同して，入所者の栄養管理をするための食事の観察および会議等を行い（月1回以上），入所者ごとに，経口による継続的な食事の摂取を進めるための経口維持計画を作成している場合であって，当該計画に従い，医師または歯科医師の指示を受けた管理栄養士または栄養士が，栄養管理を行った場合に算定される。ただし，経口移行加算を算定している場合は算定しない。

＊4　経口維持加算（Ⅱ）：協力歯科医療機関を定めている介護保険施設が，経口維持加算（Ⅰ）を算定している場合であって，入所者の経口による継続的な食事の摂取を支援するための食事の観察及び会議等に，医師，歯科医師，歯科衛生士またはSTのいずれか1名が加わった場合は，1か月につき所定単位数を加算する。

＊5　栄養改善加算の詳細は「4．栄養改善加算の対象者と算定要件」を参照のこと。

＊6　LIFE：科学的介護情報システム（Long-term care Information system For Evidence）。これを用いて厚生労働省へさまざまな情報を提出する。

2．施設サービスにおける栄養ケア・マネジメントについて

　栄養ケア・マネジメントは，低栄養状態のリスクにかかわらず，入所者全員に対し，各入所者の状態に応じ実施することで，低栄養状態等の予防・改善を図り，自立支援・重度化防止を推進するものであるとされ，栄養ケア・マネジメントはヘルスケアサービスの一環として，基本サービスとして行うこととなった。

　そのため，関連職種が共同して栄養ケア・マネジメントを行う体制を整備し，あらかじめ手順（栄養スクリーニング→栄養アセスメント→栄養ケア計画→説明・同意→実施→モニタリング→評価等）を定め実施する。栄養管理の基準を満たさない場合，栄養管理に係る減算の対象となる（14単位/日減算）。

3．療養食加算の対象となる治療食の特徴

治療食	諸注意
糖尿病食	―
腎臓病食	心臓疾患等に対して減塩食療法（食塩相当量6.0g/日未満の減塩食）を行う場合は，腎臓病食に準じて取り扱うことができるが，高血圧症に対して減塩食療法を行う場合は，加算の対象とはならない
肝臓病食	肝庇護食，肝炎食，肝硬変食，閉塞性黄疸食（胆石症等による閉塞性黄疸も含む）等
胃潰瘍食	十二指腸潰瘍時の食事，消化管術後の胃潰瘍食に準じる食事，クローン病・潰瘍性大腸炎等による低残渣食も含む
貧血食	血中ヘモグロビン濃度が10g/dL以下かつその原因が鉄欠乏に由来する場合
膵臓病食	―
脂質異常症食	対象患者は，空腹時のLDLコレステロール値140mg/dL以上，HDLコレステロール値40mg/dL未満，中性脂肪値150mg/dL以上のいずれか。高度肥満症（肥満度＋70％以上，BMIが35kg/m^{2}以上）に対する食事療法も含む
痛風食	―
特別な場合の検査食	潜血食のほか大腸X線検査・大腸内視鏡検査のための残渣の少ない調理済み食品の使用時も含む

4．栄養改善加算の対象者と算定要件

栄養改善加算を算定できる利用者は，以下のいずれかに該当する者であって，栄養改善サービスの提供が必要と認められる者
- BMIが18.5kg/m²未満である者
- 1～6か月間に3％以上の体重減少が認められる者
- 血清アルブミン値が3.5g/dL以下である者
- 食事摂取量が不良（75％以下）である者
- その他低栄養状態にある，またはそのおそれがあると認められる者
  - 口腔及び摂食や嚥下機能に問題がある者　　・生活機能の低下に問題がある者
  - 褥瘡に関する問題がある者　　・食欲の低下の問題のある者
  - 閉じこもりの問題，認知症の問題，または「うつ」の問題を有する者で，食事摂取に問題のある者

【算定要件】
- 管理栄養士を1名以上配置していること（常勤に限らず，外部の事業所や医療機関，栄養ケア・ステーションのスタッフでも可）。
- 利用者の栄養状態を，利用開始時に把握すること。
- 利用開始時に，管理栄養士が中心となって関連職種（以下，管理栄養士等）が共同して，利用者ごとの摂食・嚥下機能及び食形態にも配慮しつつアセスメントを行い，栄養ケア計画を作成していること。
- 栄養改善サービスの対象となる利用者またはその家族に説明し，その同意を得ていること。
- 栄養ケア計画に基づき，管理栄養士等が利用者ごとに栄養改善サービスを提供するとともに，利用者の栄養状態を定期的に評価・記録していること。またその結果を介護支援専門員や医師に対して情報提供すること。
- 居宅における食事に課題がある場合は，利用者またはその家族の同意を得て，利用者の居宅を訪問し，具体的な課題の把握や，主として食事の準備をする者に対する栄養食事相談等の栄養改善サービスを提供すること。

5．GLIM基準と血清アルブミン

　従来は，血清アルブミン値が栄養指標として多く用いられていたが，血清アルブミン値の低下の主な要因は炎症反応であると考えられており，血清アルブミン値を栄養指標として使用すべきではないという考えになってきている。
　2024年診療報酬の改定により，病院における低栄養の評価にはGLIM基準（p.11参照）が用いられるようになったため，医療介護連携の点から栄養・摂食嚥下スクリーニング・アセスメント・モニタリング表から血清アルブミン値の記載欄がなくなり，GLIM基準の記載欄が追加されるようになった。

[参考] リハビリテーション・機能訓練，口腔，栄養の一体的取組み

　リハビリテーション・個別機能訓練と栄養管理の連携においては，筋力・持久力の向上，活動量に応じた適切な栄養摂取量の調整，低栄養の予防・改善，食欲の増進等が期待される。栄養管理と口腔管理の連携においては，適切な食事形態・摂取方法の提供，食事摂取量の維持・改善，経口摂取の維持等が期待される。口腔管理とリハビリテーション・個別機能訓練の連携においては，摂食嚥下機能の維持・改善，口腔衛生や全身管理による誤嚥性肺炎の予防等が期待される。

　このように，多職種によるリハビリテーション・個別機能訓練，栄養管理及び口腔管理の取組みが一体的に運用されることで，効果的な自立支援・重度化予防につながることが期待される。そこで，一体的取組みを評価する加算が設けられるとともに，計画書についても一体的に記入できる様式に見直された。

（介護老人保健施設の場合）
リハビリテーションマネジメント計画書情報加算：（Ⅰ）53単位/月 2024年新設 　（Ⅱ）33単位/月
【Ⅰの主な算定要件】
　口腔衛生管理加算（Ⅱ）及び栄養マネジメント強化加算を算定し，リハビリテーション実施計画等の内容について，リハビリテーション・機能訓練，口腔，栄養の情報を関係職種の間で一体的に共有（関係職種間で共有すべき情報は様式1-2（次頁参照）を参考とした上で，常に関係職種により閲覧が可能であるようにする）し，共有した情報を踏まえ，必要に応じてリハビリテーション計画の見直しを行い，見直しの内容について，関係職種間で共有する。それとともに，LIFE（p.15参照）に情報提出する。（Ⅰ）と（Ⅱ）の併算定は不可。

（介護老人福祉施設・地域密着型介護老人福祉施設の場合）
個別機能訓練加算：（Ⅰ）12単位/日　（Ⅱ）20単位/月　（Ⅲ）20単位/月 (Ⅲ) 2024年新設

【Ⅲの算定要件】

個別機能訓練加算（Ⅱ）を算定し，口腔衛生管理加算（Ⅱ）及び栄養マネジメント強化加算を算定し，入所者ごとに，リハビリテーション・機能訓練，口腔，栄養の情報を関係職種の間で一体的に共有（関係職種間で共有すべき情報は様式1-4を参考とした上で，常に関係職種により閲覧が可能であるようにする）し，共有した情報を踏まえ，必要に応じて個別機能訓練計画の見直しを行い，見直しの内容について，関係職種間で共有する。それとともに，LIFEに情報提出している場合に個別機能訓練加算（Ⅰ），（Ⅱ）に加えてさらに（Ⅲ）を算定可。

（通所リハビリテーションの場合）
リハビリテーションマネジメント加算：
6月以内　（イ）560単位/日　（ロ）593単位/日　（ハ）793単位/日　（ハ）2024年新設
6月以上　（イ）240単位/日　（ロ）273単位/日　（ハ）473単位/日　（ハ）2024年新設

【（ハ）の算定要件】

リハビリテーションに加えて口腔アセスメント及び栄養アセスメントを行い，リハビリテーション実施計画等の内容について，リハビリテーション・機能訓練，口腔，栄養の情報を関係職種の間で一体的に共有する（関係職種間で共有すべき情報は様式1-1を参考とした上で，常に関係職種により閲覧が可能であるようにする）。その際，必要に応じてLIFEに提出した情報を活用する。さらに，共有した情報を踏まえ，必要に応じてリハビリテーション計画の見直しを行い，見直しの内容について，関係職種間で共有する。栄養アセスメント加算との併算定は不可。

様式1-2　リハビリテーション・栄養・口腔に係る実施計画書（施設系）　（表面）

氏名：		殿	入所（院）日	年　月　日
			作成日 □初回 □変更	年　月　日
生年月日	年　月　日		性別	男・女
計画作成者	リハビリテーション（　　　） 栄養管理（　　　） 口腔管理（　　　）			
要介護度	□要支援（□1　2）　　□要介護（□1　2　3　4　5）			
日常生活自立度	障害高齢者：　　　　　認知症高齢者：			
本人の希望				

共通：
身長：（　）cm　体重：（　）kg　BMI：（　）kg/㎡
栄養補給法：□経口のみ　□一部経口　□経腸栄養　□静脈栄養，食事の形態：（　）
とろみ：□なし　□薄い　□中間　□濃い
リハビリテーションが必要となった原因疾患：（　）　発症日・受傷日：（　）年（　）月
合併症：
□脳血管疾患　□骨折　□誤嚥性肺炎　□うっ血性心不全　□尿路感染症　□糖尿病　□高血圧症　□骨粗しょう症　□関節リウマチ
□がん　□うつ病　□認知症　□褥瘡
（※上記以外の）□神経疾患　□運動器疾患　□呼吸器疾患　□循環器疾患　□消化器疾患　□腎疾患　□内分泌疾患　□皮膚疾患
□精神疾患　□その他
症状：
□嘔気・嘔吐　□下痢　□便秘　□浮腫　□脱水　□発熱　□閉じこもり
現在の歯科受診について：かかりつけ歯科医　□あり　□なし　直近1年間の歯科受診：□あり（最終受診年月：　年　月）□なし
義歯の使用：□あり（□部分・□全部）　□なし
その他：

課題：
（共通）
（リハビリテーション・栄養・口腔）

（上記に加えた課題）
□食事中に安定した正しい姿勢が自分で取れない　□食事に集中することができない　□食事中に傾眠や意識混濁がある
□歯（義歯）のない状態で食事をしている　□食べ物を口腔内にため込む　□固形の食べ物を咀しゃく中にむせる
□食後，頬の内側や口腔内に残渣がある　□水分でむせる　□食事中，食後に咳をすることがある
□その他

方針・目標：
（共通）
（リハビリテーション・栄養・口腔）
短期目標：　　　　　　　長期目標：

（上記に加えた方針・目標）
□歯科疾患（□重症化防止　□改善）　□口腔衛生（□自立　□介護者の口腔清掃の技術向上　□専門職の定期的な口腔清掃等）
□摂食嚥下等の口腔機能（□維持　□改善）　□食形態（□維持　□改善）　□栄養状態（□維持　□改善）
□誤嚥性肺炎の予防　□その他（　）

実施上の注意事項：
生活指導：
見通し・継続理由：

(裏面)

	リハビリテーション	栄養	口腔
	評価日： 年 月 日	評価日： 年 月 日	評価日： 年 月 日
評価時の状態	【心身機能・構造】 □ 筋力低下 □ 麻痺 □ 感覚機能障害 □ 関節可動域制限 □ 摂食嚥下障害 □ 失語症・構音障害 □ 見当識障害 □ 記憶障害 □ 高次脳機能障害 □ 疼痛 □ BPSD 歩行評価 □ 6分間歩行 □ TUG test （　　　） 認知機能評価 □ MMSE □ HDS-R 【活動】※課題のあるものにチェック 基本動作： □ 寝返り □ 起き上がり □ 座位の保持 □ 立ち上がり □ 立位の保持 ADL：BI（　）点 □ 食事 □ 移乗 □ 整容 □ トイレ動作 □ 入浴 □ 歩行 □ 階段昇降 □ 更衣 □ 排便コントロール □ 排尿コントロール IADL：FAI（　）点 【参加】	低栄養リスク □ 低 □ 中 □ 高 嚥下調整食の必要性 □ なし □ あり □ 生活機能低下 3％以上の体重減少 □ 無 □ 有（　kg／　月） 【食生活状況】 食事摂取量（全体）　　　％ 食事摂取量（主食）　　　％ 食事摂取量（主菜／副菜）　％／　％ 補助食品など： 食事の留意事項 □ 無 □ 有（　　　　） 薬の影響による食欲不振 □ 無 □ 有 本人の意識（　　　　　　　　） 食欲・食事の満足感（　　　　） 食事に対する意識（　　　　　） 【栄養量（エネルギー／たんぱく質）】 摂取栄養量：（　）kcal/kg、（　）g/kg 提供栄養量：（　）kcal/kg、（　）g/kg 必要栄養量：（　）kcal/kg、（　）g/kg 【GLIM基準による評価※】 □ 低栄養非該当 □ 低栄養（□ 中等度 □ 重度） ※医療機関から情報提供があった場合に記入する。	【誤嚥性肺炎の発症・既往】 □ あり（直近の発症年月：　年　月）□ なし 【口腔衛生状態の問題】 □ 臭 □ 歯の汚れ □ 義歯の汚れ □ 舌苔 【口腔機能の状態の問題】 □ 奥歯のかみ合わせがない □ 食べこぼし □ むせ □ 口腔乾燥 □ 舌の動きが悪い □ ぶくぶくうがいが困難※1 ※1 現在、歯磨き後の口のうがいをしている方に限り確認する。 【歯数】（　）歯 【歯の問題】 □ う蝕 □ 歯の破折 □ 修復物脱離 □ 残根歯 □ その他 【義歯の問題】 □ 不適合 □ 破損 □ 必要だが使用してない □ その他（　　　　） 【歯科組織、口腔粘膜の問題】 □ 歯周病 □ 口腔粘膜疾患（潰瘍等） 記入者： 指示を行った歯科医師名：
具体的支援内容	①課題： 介入方法 ・ ・ ・ 期間：　　（月） 頻度：週　回、時間：　　分/回 ②課題： 介入方法 ・ ・ ・ 期間：　　（月） 頻度：週　回、時間：　　分/回 ③課題 介入方法 ・ ・ ・ 期間：　　（月） 頻度：週　回、時間：　　分/回	□ 栄養食事相談 □ 食事提供量の増減（□ 増量 □ 減量） □ 食事形態の変更 （□ 常食 □ 軟食 □ 嚥下調整食） □ 栄養補助食品の追加・変更 □ その他： 総合評価： □ 改善 □ 改善傾向 □ 維持 □ 改善が認められない 計画変更： □ なし □ あり	実施日：　年　月　日 記入者： 実施頻度： □ 月4回程度 □ 月2回程度 □ 月1回程度 □ その他（　　） 歯科衛生士が実施した口腔衛生等の管理及び介護職員への技術的助言等の内容 【口腔衛生等の管理】 □ 口腔清掃 □ 口腔清掃に関する指導 □ 義歯の清掃 □ 義歯の清掃に関する指導 □ 摂食嚥下等の口腔機能に関する指導 □ 誤嚥性肺炎の予防に関する指導 □ その他 【介護職員への技術的助言等の内容】 □ 入所者のリスクに応じた口腔清掃等の実施 □ 口腔清掃にかかる知識、技術の習得の必要性 □ 摂食嚥下等の口腔機能の改善のための取組の実施 □ 食事の状態の確認、食形態等の検討の必要性 □ 現在の取組の継続 □ その他（　　　　）
特記事項			

（令和6年3月15日厚生労働省通知「リハビリテーション・個別機能訓練、栄養、口腔の実施及び一体的取組について」より）